Gurjeet Singh

A salutogénese na educação médica

Gurjeet Singh

A salutogénese na educação médica

Imprint

Any brand names and product names mentioned in this book are subject to trademark, brand or patent protection and are trademarks or registered trademarks of their respective holders. The use of brand names, product names, common names, trade names, product descriptions etc. even without a particular marking in this work is in no way to be construed to mean that such names may be regarded as unrestricted in respect of trademark and brand protection legislation and could thus be used by anyone.

Cover image: www.ingimage.com

This book is a translation from the original published under ISBN 978-620-6-77515-7.

Publisher:
Sciencia Scripts
is a trademark of
Dodo Books Indian Ocean Ltd. and OmniScriptum S.R.L publishing group

120 High Road, East Finchley, London, N2 9ED, United Kingdom
Str. Armeneasca 28/1, office 1, Chisinau MD-2012, Republic of Moldova, Europe
Printed at: see last page
ISBN: 978-620-8-27843-4

SALUTOGENESIS

Em Educação Médica

Dr. Gurjeet Singh

AUTOR

Dr. Gurjeet Singh, Ph.D.
Bolseiro MHPE (Lote 2023),
Instituto de Formação das Profissões da Saúde,
Sri Balaji Vidyapeeth (considerado uma universidade),
Pillaiyarkuppam, Puducherry, Índia.

Professor
Departamento de Microbiologia
Instituto MM de Ciências Médicas e Investigação,
Mullana, Ambala, Haryana, Índia

****

Índice

PREFÁCIO

É um prazer registar o sentimento de gratidão sincera ao nobre apoio dos pais e amigos que me permitiram escrever o livro "Salutogénese na Educação Médica".

 Gostaria de expressar a nossa gratidão às muitas pessoas que nos acompanharam ao longo deste livro; a todos aqueles que nos apoiaram, falaram sobre o assunto, leram, escreveram, fizeram comentários, permitiram que citássemos as suas observações e ajudaram na edição, revisão e conceção.

Também gostaria de mencionar aqui o nome da minha adorável esposa, a Dra. Raksha, Professora de Microbiologia, cujo amor, apoio e ajuda foram como uma dose de reforço para mim.

Por último, mas não menos importante, gostaria de agradecer ao meu mentor, o Professor K.R. Sethuraman, pelas suas sugestões motivadoras, apoio e ajuda.

A inspiração e a orientação constantes mantiveram-nos concentrados e motivados.

Data: 10 de outubro de 2024 GURJEET SINGH
Local: Ambala

SOBRE O AUTOR

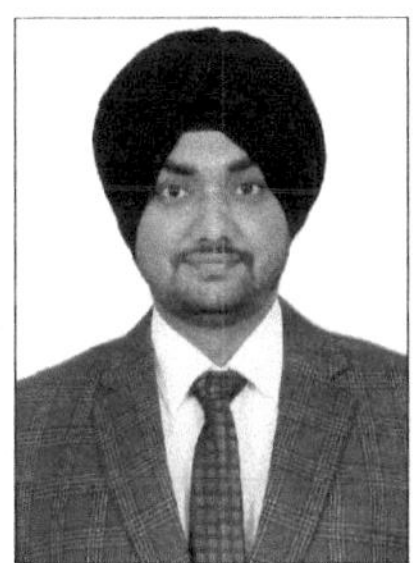

O Dr. Gurjeet Singh é um jovem cientista no domínio da microbiologia médica. Trabalha atualmente como Professor no Departamento de Microbiologia do Instituto MM de Ciências Médicas e Investigação, Maharish Markandeshwar (considerado Universidade), Mullana, Ambala, Haryana, Índia. Licenciou-se em Tecnologia de Laboratório Médico na Faculdade de Saúde e Ciências Médicas (AAIDU), Allahabad, Índia, e obteve os graus de Mestre e Doutor em Microbiologia Médica no Instituto MGM de Ciências da Saúde, Navi Mumbai, Índia. Atualmente, está a tirar um mestrado em Educação de Profissões da Saúde (MHPE) no Instituto de Educação de Profissões da Saúde, Sri Balaji Vidyapeeth (Deemed to be University), Puducherry, Índia. Publicou mais de 60 artigos de investigação em revistas nacionais e internacionais indexadas. As suas áreas de interesse são a educação médica, a parasitologia, a bacteriologia e a virologia.

Capítulo 1: HISTÓRIA DA SALUTOGENESE

O termo salutogénese, originário da palavra latina salus (saúde) e da palavra grega genesis (origem), cunhado pelo sociólogo médico israelo-americano Aaron Antonovsky em 1979, indica uma compreensão da forma como os mecanismos de sobrevivência permitem às pessoas manterem-se saudáveis mesmo em situações de vida adversas.

Antonovsky nasceu em 19 de dezembro de 1923, em Brooklyn, Nova Iorque, Estados Unidos. Depois de concluir o seu doutoramento na Universidade de Yale, emigrou para Israel em 1960. Durante algum tempo, ocupou cargos em Jerusalém no Instituto Israelita de Investigação Social Aplicada e no Departamento de Sociologia Médica da Universidade Hebraica de Jerusalém. Durante este período, os seus primeiros trabalhos destacaram as diferenças de classe social na morbilidade e mortalidade[2]. [2]

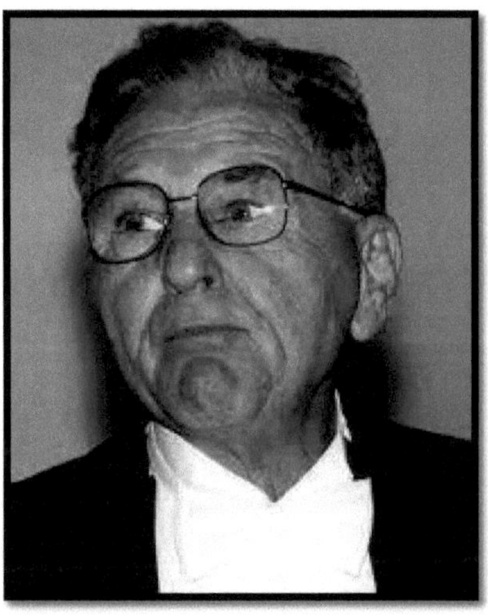

Aaron Antonovsky (19 de dezembro de 1923 a 7 de julho de 1994)

Em 1972, ajudou a criar a escola de medicina na Universidade Ben-Gurion do Negev e foi titular da cadeira Kunin-Lunenfeld de Sociologia Médica. Durante os vinte anos que passou nesse departamento, Antonovsky desenvolveu a sua teoria da saúde e da doença, que designou por salutogénese. Este modelo foi descrito no seu livro de 1979, Health, Stress and Coping, seguido da sua obra de 1987, Unraveling the Mystery of Health.

Um conceito-chave da teoria de Antonovsky diz respeito à forma como disposições pessoais específicas servem para tornar os indivíduos mais resistentes aos factores de stress com que se deparam na vida quotidiana[1]. Antonovsky identificou estas caraterísticas, que, segundo ele, ajudavam uma pessoa a lidar melhor com a situação (e a manter-se saudável), proporcionando-lhe um "sentido de coerência" em relação à vida e aos seus desafios; Helen Antonovsky (a sua mulher) desenvolveu uma escala ("Questionário de orientação para a vida") em 1987 para a medir. A investigação recente no domínio da psiconeuroimunologia tem apoiado a relação entre emoções e saúde contida na teoria de Antonovsky. Antonovsky morreu a 7 de julho de 1994 (70 anos), em Be'er Sheva, Israel. [2]

A salutogénese é um termo que explora a forma como algumas pessoas mantêm a saúde apesar dos desafios, adversidades, stress e tensões da vida, enquanto outras adoecem. De acordo com o modelo salutogénico, a saúde é vista como um contínuo que vai desde a doença grave e a morte, num extremo, até à saúde óptima, no outro. A saúde e a doença também podem coexistir, tendo experiências de vida bastante diferentes, mesmo perante doenças semelhantes. Para explicar esta ideia, foi desenvolvida uma teoria baseada numa experiência disfórica de uma tarefa em campos de deslocados na Alemanha após o fim da Segunda Guerra Mundial. [3]

Os casos de traumas e horrores indescritíveis foram tão perturbadores que o indivíduo teve de abandonar o trabalho no local porque, apesar de existirem vários serviços médicos e psicossociais para cuidar das vítimas, o peso do sofrimento e do stress revelou-se esmagador. [3] Apesar de todas as condições negativas vividas, verificou-se que algumas pessoas se mantinham bem e funcionavam de forma óptima. Isto levantou questões sobre os aspectos protectores e geradores de saúde da vida, tais como: como é que as pessoas se mantêm bem apesar de sofrerem adversidades? O que é que permite a algumas pessoas expostas a um stress extremo sobreviverem sem entrar em colapso? Qual é a fonte de motivação para procurar um comportamento saudável? E como cultivar e manter essa motivação para que as pessoas continuem a realizar acções de promoção da saúde apesar dos duros desafios da vida? Para responder a estas questões, uma equipa de investigação desenvolveu um projeto centrado no stress da vida e na saúde mental; conseguiram entrevistar indivíduos que foram todos expostos a uma catástrofe grave. [3]

A salutogénese é um conceito introduzido por Aaron Antonovsky na década de 1970, centrado na compreensão e promoção dos factores que contribuem para a saúde e o bem-estar. Dá ênfase às origens da saúde e aos factores que a promovem, em vez de se concentrar apenas nas causas e no tratamento da doença. [5-6]

Antonovsky acreditava que a saúde não é simplesmente a ausência de doença, mas um estado de completo bem-estar físico, mental e social. Propôs que os indivíduos têm um sentido de coerência, que os ajuda a lidar com o stress e a manter uma boa saúde. [5-6]

A salutogénese tem sido influente na saúde pública, nos cuidados de saúde, na educação e no desenvolvimento comunitário. Rejeita a dicotomia tradicional do modelo médico que separa a saúde da doença e evoluiu para abranger as causas multidimensionais de níveis mais elevados de saúde. Na teoria salutogénica, as pessoas lutam continuamente contra os efeitos das dificuldades, o que resulta em défices generalizados de recursos (GRDs) e recursos generalizados de resistência (GRRs). O equilíbrio entre estes factores determina se um fator será patogénico, neutro ou salutar. [5-6]

Em 1945, Aaron Antonovsky, um proeminente oficial do exército americano, escreveu uma carta ao seu irmão mais novo, Carl, expressando a sua crença no conceito de salutogénese. Questionava tudo e revoltava-se contra tudo, rompendo com ídolos e crenças. Este facto marcou o início do desenvolvimento da teoria salutogénica. A carta sublinha a importância de fazer as perguntas certas e de se revoltar contra as crenças dominantes. Esta ligação entre Aarão, o académico, e Aarão, o homem, é evidente nas suas experiências pessoais, crenças ideológicas e desenvolvimento profissional. O autor pretende dar uma ideia do desenvolvimento da teoria salutogénica sem se tornar demasiado biográfico, concentrando-se nas qualidades caraterísticas do trabalho académico e da vida pessoal de Aaron. Para enriquecer a narrativa, citam amigos e colegas que contribuíram com as suas memórias ilustrativas e anedotas. [5-8]

Aaron nasceu nos Estados Unidos em 1923, filho de famílias de imigrantes, na sua maioria judeus e italianos de classe baixa. Os seus pais enviaram-no para liceus e colégios prestigiados, tendo sido recrutado para o exército americano durante a Segunda Guerra Mundial. Aaron esteve profundamente envolvido no movimento juvenil judaico Hashomer HaTza'ir, onde absorveu pela primeira vez uma ideologia socialista. Aos 26 anos, veio para Israel e foi membro fundador de um kibutz, onde a sua ideologia socialista foi posta em prática. Depois de regressar aos Estados Unidos, Aaron concluiu o doutoramento em sociologia na Universidade de Yale, onde se debruçou sobre a classe social, a discriminação, a desigualdade, a imigração e as minorias étnicas. Entre 1955 e 1975, viveu um ano no Irão, regressou a Israel, teve um filho e ajudou a criar uma nova escola de medicina em Beer Sheva. Aaron foi coautor ou co-editor de quatro livros, que estão ligados à revolução salutogénica, centrando-se na questão de saber como algumas pessoas se saem bem apesar da discriminação, da pobreza ou da luta para se adaptarem a um novo país. [8]

A teoria salutogénica de Aaron, enraizada nas suas experiências de infância, enfatiza a necessidade de fazer a pergunta certa para encontrar respostas relevantes para questões relacionadas com a saúde. Esta abordagem, que enfatiza a importância de se deslocar em direção ao pólo da saúde no continuum facilidade-doença, é crucial para o avanço dos estudos e dos esforços científicos no domínio da saúde e do bem-estar. A abordagem de Aaron, que enfatiza a necessidade de fazer a pergunta certa, é uma forma de rebelião contra a aceitação cega e pode ser aplicada aos problemas do dia a dia. Os seus pais, que viam a vida como compreensível e significativa durante a Grande Depressão, serviram de exemplos vivos desta visão. A ênfase em fazer a pergunta certa é crucial para o avanço da investigação sobre saúde e bem-estar. [7]

A abordagem salutogénica, ou salutogénese, é uma abordagem de bem-estar centrada na saúde e não na doença. Foi cunhada pela primeira vez em 1979 pelo sociólogo médico Aaron Antonovsky, que desenvolveu uma teoria que sugere que a forma como as pessoas vêem a sua vida tem uma influência positiva ou negativa na sua saúde. A investigação de Antonovsky centrou-se inicialmente na classe social e na saúde, mas mais tarde passou a centrar-se no impacto do stress na saúde. Observou que a mudança, o caos, o stress e a doença são constantes na vida e, portanto, condições "naturais".

A teoria salutogénica baseia-se em dois conceitos: o Sentido de Coerência e os Recursos Gerais de Resistência. Ambos os conceitos podem ser aplicados a nível social. A teoria salutogénica foi integrada no Movimento de Promoção da Saúde, que se centra no respeito pelos direitos humanos e na capacitação dos indivíduos para desenvolverem competências pessoais para reforçar as comunidades e permitir que as pessoas vivam uma vida boa. Antonovsky desenvolveu o Questionário de Orientação para a Vida, com 29 itens, para medir o Sentido de Coerência. [10]

No final dos anos 70, Aaron Antonovsky, um sociólogo médico, explorou a origem da saúde através de um estudo sobre mulheres que tinham vivido situações de stress extremo, incluindo o Holocausto. Descobriu que, apesar destas experiências negativas, um pequeno grupo de mulheres conseguia viver tão bem como as mulheres normais. A investigação de

Antonovsky levou ao desenvolvimento da estrutura da salutogénese, que aborda a origem da saúde.

Desenvolveu a Teoria do Sentido de Coerência, uma nova teoria da saúde, e o Questionário de Orientação para a Vida, que foi considerado fiável e válido. O conceito de Antonovsky do continuum de saúde, ou "continuum facilidade/doença", sugere que todas as pessoas estão posicionadas algures nesta linha e que os factores de stress podem ultrapassar-nos ou recuperar a saúde através da salutogénese.

O conceito de Antonovsky de continuidade da saúde e de direção salutogénica despertou o interesse pela investigação no domínio da saúde, conduzindo a debates na sociologia médica, na psicologia e na medicina. Após a morte de Antonovsky, a investigação prosseguiu em todo o mundo, mas a tónica continuou a ser colocada no desenvolvimento de recursos para a saúde e não apenas no estudo dos riscos e da doença. Em 2005, o Programa de Investigação sobre Promoção da Saúde do Centro de Investigação Folkhälsan, em Helsínquia, iniciou uma tarefa para explorar o potencial da abordagem salutogénica da saúde. A iniciativa visava recolher e analisar sistematicamente todos os estudos centrados na salutogénese, estabelecendo critérios de investigação e um perfil da eficácia da salutogénese.

Em 2007, a União Internacional de Promoção e Educação para a Saúde atribuiu ao Centro de Investigação Folkhälsan a tarefa de criar e gerir o Grupo de Trabalho Global sobre Salutogénese, coordenando a investigação e o desenvolvimento a nível mundial. A promoção da saúde, ao contrário do modelo biomédico tradicional, centra-se nos recursos para a saúde e a vida, e não no risco e na doença. Esta abordagem tem como objetivo melhorar a saúde a partir de diferentes perspectivas, centrando-se nos recursos para o bem-estar e a qualidade de vida.

A abordagem salutogénica centra-se na promoção da saúde e na facilitação dos pré-requisitos para uma boa vida. A abordagem de Antonovsky evoluiu para colocar a Saúde no Rio da Vida, sendo a doença, a enfermidade e os riscos vistos como forças perturbadoras. A metáfora do rio é alterada para Saúde no Rio da Vida, onde o fluxo principal é na direção da vida. O nascimento é uma viagem, com alguns nascidos na facilidade, onde os recursos são abundantes, e outros na doença, onde a sobrevivência é mais difícil e o risco é maior. Esta mudança de perspetiva enfatiza a importância da vida como a principal força e direção da vida.

Os pressupostos de Antonovsky sobre a salutogénese são geralmente aceites, mas podem não resolver todos os problemas de saúde. Para criar sinergias na investigação e na prática da saúde, é essencial combinar os actores da saúde, da medicina, da saúde pública e da promoção da saúde. Embora não tenhamos todas as respostas, 30 anos de investigação e novas provas apoiam os pressupostos básicos de Antonovsky, e a base de provas é agora mais sólida. No entanto, a compreensão da patologia, da cura e da prevenção em combinação com a salutogénese continua a ser crucial.

A investigação de 15 anos de Antonovsky sobre a salutogénese levou a suposições que não conseguiu confirmar. Atualmente, mais de 30 anos de investigação apoiam ou refutam as suas suposições, fornecendo uma base sólida para a investigação futura e a implementação de abordagens salutogénicas. No entanto, a compreensão da patologia, da cura e da prevenção continua a ser crucial.

As provas epidemiológicas apoiam a teoria de Antonovsky de que o "sentido de coerência", ou a capacidade de identificar e utilizar os recursos de saúde, é crucial para uma orientação de vida saudável, com outros quadros e modelos teóricos salutogénicos a mostrarem correlações semelhantes.

No seu sentido mais restrito, a salutogénese é frequentemente equiparada a uma parte do modelo, o sentido de coerência, definido como:

uma orientação global que exprime a medida em que a pessoa tem um sentimento de confiança generalizado, duradouro, embora dinâmico, de que os seus ambientes interno e externo são previsíveis e de que existe uma elevada probabilidade de as coisas correrem tão bem quanto se pode razoavelmente esperar. (Antonovsky, 1979, p. 123). [9]

A salutogénese, no seu sentido mais lato, descreve uma abordagem académica que dá ênfase ao estudo das causas da saúde e dos recursos para a saúde, em vez das causas da doença e dos factores de risco. [9]

A confusão pode resultar do facto de estes significados estarem separados mas intrincadamente interligados: Uma vez que a ideia de direção é fundamental para ambos, o sentido de coerência, uma "orientação" global, e a "orientação" salutogénica são facilmente confundidos. Este é o cerne do paradigma salutogénico. Uma distinção importante é que, enquanto a orientação em relação à salutogénese se refere ao interesse dos investigadores no estudo das origens da saúde e dos activos para a saúde, em vez das origens da doença e dos factores de risco, a orientação em relação ao sentido de coerência tem a ver com a capacidade de uma pessoa mobilizar recursos para lidar com os factores de stress. [9]

Os seus escritos centraram-se na forma como a cultura molda as situações da vida, cria recursos e factores de stress, contribui para experiências de previsibilidade, equilíbrio de carga e papéis significativos, facilita o desenvolvimento de um sentido de coerência e molda as percepções de saúde e bem-estar, entre outros aspectos.Para além de serem claramente afectados pelas suas experiências pessoais nos EUA e em Israel, os escritos de Antonovsky sobre a cultura eram também, por vezes, especulativos e captavam o espírito das épocas em que viveu, mas ele também se baseou fortemente no seu próprio empirismo e no de outras pessoas, o que o levou a ver a cultura como uma componente crucial do modelo salutogénico da saúde. [10]

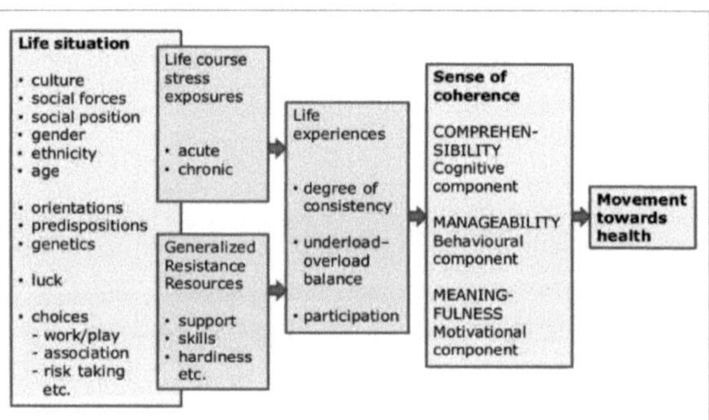

Figura 1. O modelo salutogénico, baseado em Antonovsky, 1996. [10]

Capítulo 2: INTRODUÇÃO À SALUTOGENESE

O objetivo da salutogénese é identificar os factores que contribuem para a saúde e o bem-estar do ser humano e não as causas da doença. A teoria da salutogénese baseia-se no impacto dos factores de stress, na saúde e no bem-estar. Sugere-se que os factores de stress mental e social teriam um efeito cumulativo e, por fim, conduziriam a uma rutura do estado de saúde. No entanto, entre os indivíduos que foram expostos aos mesmos factores de stress ou a factores de stress semelhantes, o estado de saúde de um indivíduo pode ser diferente do de outro. Por conseguinte, postula-se que a saúde e a doença não eram apenas simples opostos uma da outra. Eram duas entidades separadas, impulsionadas por diferentes factores intervenientes. Além disso, o sujeito saudável tinha de distinguir alguns determinantes críticos do mesmo, que se supõe serem o apoio e os factores de stress. Isto pode contribuir para a medicina, não só aumentando as probabilidades de saúde dos doentes, mas também melhorando as hipóteses de permitir que tanto o médico como o doente ou o professor e o estudante adiram, não só ao tratamento da doença, mas também à promoção da saúde e do bem-estar.

A salutogénese é o estudo das causas da saúde, com ênfase nos elementos que promovem a saúde e o bem-estar humanos, por oposição aos que conduzem à doença (patogénese). Mais precisamente, o "modelo salutogénico" baseou-se inicialmente na investigação sobre os sobreviventes do Holocausto e examinou a relação entre o stress, a capacidade de lidar com a situação e a saúde. Algumas pessoas sobreviveram à terrível tragédia do Holocausto e prosperaram na vida adulta. A salutogénese desenvolveu-se em resultado da constatação de que havia variáveis significativas que determinavam os problemas de saúde. O professor de sociologia médica Aaron Antonovsky (1923-1994) é considerado o criador da expressão. Aaron Antonovsky coloca a questão salutogénica, um professor de sociologia médica. A questão salutogénica colocada por Aaron Antonovsky é: "Como é que esta pessoa pode ser ajudada a ter mais saúde?"

A "dicotomia tradicional do modelo médico que separa a saúde da doença" é rejeitada pelas crenças de Antonovsky. Ele referiu-se à ligação como o "continuum saúde-doença versus doença" e retratou-a como uma variável contínua[11].

A salutogénese expandiu-se para incluir causas multifacetadas de níveis mais elevados de saúde, em vez de apenas o início da saúde. Os modelos de salutogénese englobam normalmente perspectivas holísticas que abordam os aspectos físicos, sociais, emocionais, espirituais, intelectuais, profissionais e ambientais.

A salutogénese é uma abordagem da saúde humana que examina os factores que contribuem para a promoção e manutenção do bem-estar físico e mental, em vez da doença, com especial ênfase nos mecanismos de sobrevivência dos indivíduos que ajudam a preservar a saúde apesar das condições de stress.

Esta abordagem, designada por salutogénese, sugere que nós, enquanto seres humanos, temos a capacidade inata de nos movermos em direção à saúde face às dificuldades.

-Shanta R. Dube [11]

A salutogénese afirma que a motivação de um indivíduo para se envolver em comportamentos de promoção da saúde (por oposição a comportamentos de risco) pode ser positiva ou negativamente afetada por estímulos internos e externos ...

-Jeri Brittin et al. [11]

Um quadro salutogénico apoia as descrições de como as pessoas se mantêm bem quando se deparam com períodos de stress.

-Andrew Griffin et al. [11]

Durante a sua investigação qualitativa em Israel, Antonovsky descobriu que um subconjunto particular de mulheres que tinham sobrevivido a campos de concentração era capaz de lidar com o stress e manter uma boa saúde, e que as suas experiências não tinham tido um efeito prejudicial na sua saúde. Parece que algumas pessoas conseguem manter a sua saúde apesar de estarem sujeitas a factores de stress potencialmente incapacitantes. Depois de examinar as caraterísticas destes indivíduos resilientes, Antonovsky descobriu três qualidades de personalidade que combinou para se referir ao Sentido de Coerência (SOC).

O significado, a capacidade de gestão e a compreensão constituem o SOC. O significado, de acordo com Antonovsky, é o componente mais importante. Com base nas suas próprias observações dos sobreviventes dos campos de extermínio, o psiquiatra Viktor Frankl chegou à conclusão de que o significado é importante (Frankl, 2006).

Dois dos três elementos anteriormente mencionados na análise de Tarlov sobre as definições de saúde reflectem-se no SOC: enquanto a realização pessoal indica significado, a componente de desempenho representa capacidade de gestão.

Em vez de ver a saúde e a doença como opostos completos, Antonovsky vê-as como extremos num continuum e salienta as formas como o reforço do SOC pode melhorar a saúde. Lindström e Eriksson (2010), entre outros, desenvolvem os seus pontos de vista.

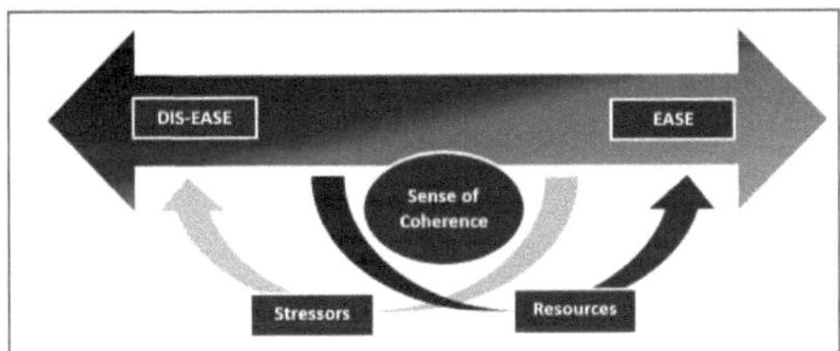

Figura 1: O Continuum de Facilidade e Desaconchego

Antonovsky identificou que o paradigma patogénico prevalecente era insuficiente para lidar com a saúde e o bem-estar humanos, e que a saúde e o bem-estar fazem parte de um continuum e não de um estado binário. Antonovsky utilizou a metáfora de "estar no rio da doença" (Antonovsky, 1979, p. 2) para descrever o contexto da falta de saúde, e prosseguiu dizendo que, como a saúde e o bem-estar não são estados fixos, todos podemos esperar cair ou ser empurrados para o "rio" numa determinada fase das nossas vidas. A fim de ajudar os indivíduos a encarar a sua situação de saúde e bem-estar como fazendo parte de um continuum.

Capítulo 3: A SALUTOGENESE NO ENSINO APRENDIZAGEM

Se as rãs de um lago começassem a comportar-se de forma estranha, a nossa primeira reação não seria castigá-las. Instintivamente, perguntar-nos-íamos o que se estaria a passar na lagoa"

-D. Reist, Conferência Nacional da ACHA, 2017.

Não se trata apenas de um indivíduo. Trata-se também do ambiente em que o indivíduo vive e aprende. Isto é particularmente válido quando pensamos na melhor forma de promover a saúde e o bem-estar dos nossos alunos. Estamos conscientes de que existe e existirá sempre uma necessidade dos serviços clínicos que os nossos centros de saúde e de aconselhamento oferecem. No entanto, também compreendemos que a procura de cuidados clínicos nos nossos campi não pode ser suficientemente satisfeita pelo número atual de clínicos. E nunca será. No entanto, ainda há coisas que podemos fazer para ajudar a promover a saúde e o bem-estar dos nossos alunos.

Desde que me lembro, a maioria de nós tem tentado abordar os problemas relacionados com a saúde e o bem-estar dos estudantes universitários de uma perspetiva "patogénica". Por exemplo, podemos aprender mais sobre a "doença" e melhorar a saúde de alguma forma se a investigarmos. De acordo com CJ Fries (2020), numa perspetiva patogénica, a saúde é definida como "a ausência de doença". É uma estratégia sensata. Quando investigamos a doença, concentramo-nos frequentemente nos "desafios" que enfrentamos, como o abuso de drogas e de álcool e, certamente, os problemas de saúde mental. [12]

No entanto, uma orientação salutogénica numa abordagem de promoção da saúde desloca a ênfase do "modelo deficitário da doença para os potenciais de saúde inerentes aos contextos sociais e institucionais da vida quotidiana" (M. Dooris, et al., p. 308). Uma estratégia salutogénica visa estabelecer ambientes e culturas no campus que promovam ativamente a saúde e o bem-estar dos estudantes, proporcionando-lhes "recursos de resistência específicos... permitindo assim um sentido de coerência reforçado" (p. 309). Podemos incluir mais deliberadamente os nossos campus, os nossos colegas e os nossos estudantes na procura de oportunidades e recursos para criar um ambiente verdadeiramente salutogénico no campus, integrando a saúde na cultura do campus. [13]

Como estamos a partilhar os nossos recursos para promover a saúde dos estudantes? Os programas de orientação de novos alunos incorporam práticas de autocuidado para além da partilha de recursos? Colaboramos com os professores para incluir recursos e conselhos sobre cuidados pessoais nos programas das disciplinas? Como é que nos certificamos de que os nossos alunos têm o maior acesso possível aos recursos? Estamos empenhados em difundir mensagens constantes sobre a saúde, a felicidade e o autocuidado dos alunos?

Como referem Herbert e DeBurro num artigo publicado em 2022 na revista Inside Higher Education:

É imperativo integrar as experiências dos estudantes numa rede sincronizada, assegurando que cada nó oferece oportunidades suficientes para os estudantes desenvolverem competências tangíveis. Em vez de tratar os professores e o pessoal profissional como entidades distintas, é preciso incentivá-los a colaborar como uma equipa dinâmica e multidisciplinar. Para encorajar e potenciar o desenvolvimento intelectual e psicológico dos estudantes, temos de coordenar os nossos esforços. (n.º 6).

Dooris et al. (2022) recomendam que combinemos "um enfoque patogénico tradicional na abordagem das necessidades e dos problemas de saúde com um enfoque salutogénico no aproveitamento dos pontos fortes, dos activos e das potencialidades de uma universidade" (p.309), à medida que pensamos em como implementar um modelo mais sustentável de promoção da saúde nos nossos campus. [13]

Para satisfazer as necessidades terapêuticas específicas de alguns dos nossos estudantes, precisaremos efetivamente de psicólogos, enfermeiros e outros profissionais. No entanto, para envolver cuidadosamente todas as partes interessadas do campus - professores, funcionários e estudantes - na criação de um clima no campus em que todos partilhem a responsabilidade pela saúde, também precisamos de ter em conta uma estratégia universitária global.

Faltam dados exaustivos sobre a relação entre a salutogénese, o sentido de coerência (SOC) e a educação. A literatura aborda uma grande variedade de conceitos, incluindo o desempenho académico [14-16], o coping [17-19], os recursos de saúde [17], o desempenho escolar [20], a força psicológica [15], a autorregulação [16], o apoio social [21,22], as variáveis contextuais ou o burnout [23-25], quer se refiram à educação ou à saúde individualmente. No entanto, estas abordam apenas aspectos particulares e isolados dos alunos, dos formadores ou dos sistemas; consequentemente, não são capazes de compreender o panorama geral. O objetivo do presente estudo é contribuir para o acervo de conhecimentos, proporcionando uma compreensão salutogénica mais abrangente dos processos de saúde e educação.

Algumas situações educativas que são marcadas por stress e burnout entre os académicos [26] e os estudantes [23] podem ser descritas por mudanças políticas, pressão intensa e conflito entre expectativas e experiências reais. Todos os participantes no sistema educativo devem ter em consideração a sua saúde física e mental. A tensão, o stress, a desorganização das emoções e a resistência podem ter um impacto em aspectos importantes do processo de ensino e criar uma atmosfera educativa pouco saudável. Em consequência, os professores experimentam um recuo protetor, que é conhecido como fragilidade pedagógica [25]. Algumas nações reconheceram que o sofrimento dos estudantes é um problema de saúde pública [26]. Os estudantes no seu primeiro ano de estudo são mais vulneráveis a comportamentos de alto risco, incluindo distúrbios alimentares, dependências e ideação suicida [27-28].

Níveis mais elevados de stress estão associados à dificuldade de adaptação à vida académica, tanto para os estudantes do primeiro ano como para os novos estudantes, o que pode levar a comportamentos de evitamento, perda de interesse ou má atitude. A síndrome do esgotamento académico caracteriza-se pelas caraterísticas acima mencionadas [23].

A procura das causas da saúde é a contribuição científica mais significativa da salutogénese. Segundo Antonovsky, a saúde é um continuum em que uma pessoa progride em direção ao pólo que representa o bem-estar e não uma posição fixa. A capacidade de um indivíduo para controlar a tensão e manter a saúde baseia-se na forma como responde ao stress. De acordo com o paradigma salutogénico, estar bem é utilizar os recursos disponíveis e compreender a vida em todas as suas expressões caóticas.

Antonovsky desenvolveu o conceito de SOC [18, 19], que está associado à crença de que a vida oferecerá os meios para atravessar circunstâncias difíceis. A capacidade de acreditar que há significado na situação e de seguir firmemente o caminho em direção ao pólo positivo do continuum de saúde está ligada à capacidade de manter o bem-estar.

Um SOC forte e os Recursos de Resistência Generalizada (GRR) estão fortemente correlacionados com a capacidade de superar obstáculos, identificar oportunidades e utilizar os recursos disponíveis. A superação de experiências stressantes pode levar a melhorias nos valores, comportamentos, sentimentos, pensamentos e modo de vida geral de uma pessoa, o que é conhecido como SOC [20].

GRR é o termo utilizado para descrever todos os recursos que ajudam uma pessoa, uma comunidade, um grupo ou uma sociedade a gerir melhor as tensões, o que aumenta o nível de SOC [19]. Estes recursos podem ser materiais, psicológicos ou biológicos. O dinheiro é um exemplo de um componente material. Por outro lado, os determinantes não materiais incluem as caraterísticas, os mecanismos de resposta, o apoio social e familiar, a religião, o contexto cultural, a orientação para a saúde e a composição genética [19].

As diferenças individuais conduzirão a variações na realização do SOC e a capacidades únicas para identificar e utilizar a GRR.

A conhecida frase "Tal como a nossa patologia, assim é a nossa prática" de Sir William Osler foi ensinada a gerações de estudantes de medicina. [Parafraseando o ditado, aqueles que compreendem os princípios salutogénicos e os incorporam nas suas vidas podem dizer: "Tal como é a nossa salutogénese, assim é o nosso bem-estar". Apesar de a Organização Mundial de Saúde definir a saúde como "um estado de completo bem-estar físico, mental e social e não apenas a ausência de doença ou enfermidade", a maior parte dos profissionais de medicina desconhece os princípios salutogénicos, que dão ênfase à promoção do bem-estar, porque dão muita importância à aprendizagem da patogénese e da patologia durante os seus estudos[35].

Desde os anos 80, o termo salutogénese, do sociólogo médico Aaron Antonovsky, ganhou força entre os profissionais de saúde. A salutogénese, segundo ele, concentra-se em quatro áreas principais: i) elementos que apoiam o bem-estar; ii) formas de atingir o potencial máximo de bem-estar e "alegria de viver", apesar de os seres humanos serem propensos a doenças e enfermidades; iii) formas proactivas de apoiar o bem-estar para benefício e desenvolvimento próprios; e iv) formas de viver a vida ao máximo, apesar da deficiência e da doença. [7]

A salutogénese centra-se na ideia de saúde como um continuum e nos elementos que apoiam o bem-estar. O termo "funcionamento salutogénico" refere-se aos mecanismos eficazes das pessoas para lidar com o stress e a tensão na vida quotidiana [29]. A compreensão do ensino e da aprendizagem de uma forma saudável é alargada quando a salutogénese é tida em conta como a base da saúde pedagógica. Isto também requer atenção a outros conceitos relativos às dimensões culturais, políticas, sociais e individuais que criarão um bom ambiente de aprendizagem.

A abordagem salutogénica reforça a resiliência [34] nos domínios individual e sistémico e estabelece uma base para os académicos ajudarem os alunos, os educadores, os estabelecimentos de ensino e as universidades a alcançarem uma saúde pedagógica óptima. A resiliência é um tema em que muitos autores se concentram devido à sua relação com o desempenho académico e o bem-estar geral dos alunos. O termo resiliência, que é utilizado para descrever um processo de ajustamento dinâmico e construtivo a condições de vida desfavoráveis, envolvendo recursos psicológicos, sociais, culturais e ambientais, é um termo muito contestado. A resiliência é um fenómeno que ocorre quando as pessoas enfrentam dificuldades e que conduz ao crescimento e à aprendizagem [35]. Está intimamente relacionada com a coerência e é extremamente importante no contexto educativo. A noção essencial de ser reforçado ao longo da vida é provocada tanto pela resiliência como por um sentimento de coerência [36].

O processo de aprendizagem de uma escola ou universidade salutogénica pode ser visto como um diálogo contínuo e recíproco entre os alunos e o ambiente de aprendizagem, onde são estabelecidos critérios importantes e os alunos são ajudados a desenvolver atitudes positivas em relação a um estilo de vida saudável [37].

Um SOC saudável foi associado a níveis elevados de entusiasmo pela aprendizagem e a uma boa saúde física e mental nos estudantes japoneses [38].

O SOC revela um papel mediador entre a saúde mental dos estudantes universitários e os sintomas de esgotamento relacionados com problemas quotidianos, cansaço emocional e cinismo. Assim, seria benéfico ajudar os jovens a mudar a sua perspetiva dos problemas quotidianos para os aspectos positivos da vida. O SOC dos estudantes num bom ambiente universitário está associado a níveis mais elevados de otimismo, auto-eficácia e bem-estar e a níveis mais baixos de angústia e esgotamento [39, 46].

Capítulo 4: A SALUTOGENESE E OS EDUCADORES

A salutogénese é um conceito que se centra nos factores que promovem a saúde e o bem-estar do ser humano, em vez de se centrar nos factores que causam a doença (patogénese). Foi desenvolvido por Aaron Antonovsky, um sociólogo médico, que salientou a importância de compreender como as pessoas gerem o stress e se mantêm bem.

No contexto dos educadores, a salutogénese pode desempenhar um papel significativo de várias formas:

Promover o bem-estar: Os educadores podem criar um ambiente que promova o bem-estar entre os alunos, concentrando-se nos pontos fortes, na resiliência e nas estratégias de sobrevivência. Isto pode ajudar os alunos a desenvolver um sentido de controlo sobre a sua saúde e bem-estar.

Desenvolvimento curricular: A integração de princípios salutogénicos no currículo pode ajudar os alunos a aprender sobre saúde, bem-estar e a importância das ligações sociais. Isto pode incluir tópicos como a saúde mental, a inteligência emocional e a gestão do stress.

Ambiente de apoio: Os educadores podem cultivar um ambiente de apoio na sala de aula que encoraje a comunicação aberta, a colaboração e o respeito mútuo. Isto pode melhorar o sentimento de pertença e de comunidade dos alunos, que são cruciais para o seu bem-estar geral.

Modelagem de papéis: Os educadores podem ser modelos de comportamentos salutogénicos, cuidando da sua própria saúde e bem-estar. Isto pode inspirar os estudantes a adotar práticas semelhantes nas suas vidas.

Envolvimento da comunidade: Os educadores podem colaborar com a comunidade para promover iniciativas e recursos de saúde que apoiem os alunos e as suas famílias, reforçando ainda mais os princípios da salutogénese.

Ao centrarem-se nestes aspectos, os educadores podem contribuir para uma abordagem mais holística da educação que dê prioridade à saúde e ao bem-estar dos alunos, conduzindo, em última análise, a melhores resultados educativos.

A salutogénese pode beneficiar significativamente os professores de várias formas, melhorando o seu bem-estar e eficácia na sala de aula. Eis alguns aspectos fundamentais:

Gestão do stress: Ao compreender os princípios da salutogénese, os professores podem desenvolver melhores estratégias para gerir o stress. Isto pode levar a uma redução do esgotamento e a uma maior satisfação no trabalho.

Concentrar-se nos pontos fortes: A Salutogénese incentiva a concentração nos pontos fortes e nos recursos, em vez de nos pontos fracos. Os professores podem aplicar isto reconhecendo os seus próprios pontos fortes e os dos seus alunos, promovendo um ambiente de aprendizagem mais positivo e produtivo.

Reforço da resiliência: Os professores que adoptam uma abordagem salutogénica podem desenvolver a resiliência, o que lhes permite recuperar de desafios e contratempos de forma mais eficaz. Esta resiliência também pode ser modelada para os alunos, ensinando-lhes competências valiosas para a vida.
Melhoria das relações: Ao promover um sentido de comunidade e de ligação na sala de aula, os professores podem criar relações de apoio com os alunos e colegas. Este sentimento de pertença é crucial para o bem-estar dos professores e dos alunos.

Desenvolvimento profissional: Participar no desenvolvimento profissional que enfatiza os princípios salutogénicos pode ajudar os professores a aprender novas estratégias para promover a saúde e o bem-estar nas suas salas de aula, conduzindo, em última análise, a melhores resultados educativos.

Equilíbrio entre vida profissional e pessoal: A compreensão da importância do bem-estar pode incentivar os professores a dar prioridade ao equilíbrio entre a vida profissional e a vida privada, conduzindo a estilos de vida mais saudáveis e a práticas de ensino mais sustentáveis.

Ambiente positivo na sala de aula: Ao aplicar os princípios salutogénicos, os professores podem criar um ambiente de sala de aula que promova o empenho, a motivação e o gosto pela aprendizagem, o que beneficia tanto os professores como os alunos.

Abordagem holística: Os professores podem adotar uma abordagem holística da educação que considere os aspectos físicos, emocionais e sociais da vida dos seus alunos, conduzindo a experiências de ensino e aprendizagem mais eficazes.

A Salutogenesis ajuda os professores a promover o seu bem-estar, a melhorar as suas práticas de ensino e a criar um ambiente de aprendizagem positivo e favorável para os seus alunos.

Ao prestar cuidados, as necessidades existenciais são satisfeitas. As experiências de prestação de cuidados dos professores produziram recursos salutogénicos, tais como a satisfação das necessidades humanas básicas e o sentido de objetivo, a capacidade de gestão, a alegria e o prazer.

Os professores do estudo referem sentir-se bem com a sua vida e consigo próprios depois de utilizarem estes recursos. O bem-estar dos professores é formado através das suas relações de carinho com os alunos (Roffey, 2012), o que tem um impacto na sua motivação e trabalho. [41]

Esta investigação debruçou-se sobre os recursos que um grupo de professores utilizava para o seu bem-estar pessoal e profissional. Os resultados mostram que o cuidado de si e o cuidado dos outros são essenciais para o bem-estar geral dos professores. Estar no presente e tomar medidas que promovam o seu próprio bem-estar e o dos outros são duas formas de demonstrar cuidado.

Os resultados têm implicações para a gestão escolar e a formação de professores. Especificamente, sublinham a necessidade de valorizar as componentes de prestação de cuidados do ensino, uma vez que estas afectam a retenção e o bem-estar dos professores, bem como a aprendizagem dos alunos. Estes resultados podem ajudar a informar iniciativas de promoção da saúde[41].

A salutogénese é um conceito que tem sido amplamente aplicado em vários domínios, incluindo a enfermagem, a medicina, as ciências do desporto e a exploração espacial. É considerado um aspeto essencial da promoção da saúde e da aprendizagem ao longo da vida. O ensino da salutogénese é apoiado por várias disciplinas, incluindo os cuidados pastorais, a avaliação e o ensino. A competência e a eficácia do ensino da salutogénese são inegáveis.

A abordagem salutogénica centra-se mais nos objectivos do que nas precauções, visando estabelecer uma interação positiva entre o Autoconceito (SOC) e a Relatividade Geral (GRR/SRR) e encorajar a adaptação ativa. Esta abordagem dá ênfase à imaginação, ao amor, ao jogo, ao significado, à vontade e às estruturas sociais que promovem estes aspectos. Relações sociais fortes e envolvimento no processo de obtenção de resultados são os fundamentos da produção de objectivos e bem-estar. A comunicação tenta gerar significado e confiança através da empatia, da consideração positiva incondicional, da abertura de espírito e da genuinidade. É fundamental reconhecer que estas atitudes são vividas e interpretadas de forma diferente pelos estudantes com problemas de saúde. A identidade e o apoio social são recursos essenciais, e é importante concentrarmo-nos na forma como estes dois interagem em discussões ou debates de grupo.

A construção de um sentido implica a análise das próprias emoções, das relações sociais, das actividades principais e das preocupações existenciais. Os projectos de reflexão podem ser uma estratégia salutogénica de promoção da saúde para incentivar o envolvimento nestas áreas. Os exemplos incluem fazer perguntas sobre o dia da pessoa, os objectivos futuros, o que é importante para ela e com quem ela se sente bem.

Nos grupos de terapia da fala salutogénica, os membros podem transmitir conhecimentos e prestar apoio mútuo, como demonstra a citação "Olhar nos olhos de outro participante e ver que ele compreende é uma sensação muito boa." [42]

Capítulo 5: BENEFÍCIOS DA SALUTOGENESE

A salutogénese baseia-se na ideia de que as experiências de vida moldam um sentido de coerência, que é um sentimento de confiança de que os ambientes interno e externo de uma pessoa são previsíveis. É frequentemente utilizada para gerir doenças crónicas e doentes geriátricos, podendo também ser aplicada aos cuidados perinatais.

Eis os principais benefícios da salutogénese:

Melhoria do bem-estar: Centra-se na melhoria da saúde e do bem-estar geral e não apenas na prevenção de doenças.

Desenvolvimento da resiliência: Incentiva os indivíduos a desenvolverem resiliência, permitindo-lhes lidar melhor com o stress e a adversidade.

Capacitação: Capacita os indivíduos para assumirem o controlo da sua saúde, reconhecendo e utilizando os seus pontos fortes e recursos.

Resultados positivos para a saúde: Promove comportamentos e estilos de vida saudáveis, conduzindo a melhores resultados em termos de saúde física e mental.

Melhoria das relações: Promove as ligações sociais e os sistemas de apoio, que são cruciais para a saúde emocional.

Perspetiva holística: Encoraja uma visão abrangente da saúde que inclui factores físicos, mentais e sociais.

Aumento do empenhamento: Em contextos educativos, pode levar a um maior envolvimento e motivação dos alunos, realçando os pontos fortes e as experiências positivas.

Promoção da saúde na comunidade: Apoia iniciativas de saúde pública que se centram na promoção da saúde e na prevenção de doenças a nível comunitário.

Práticas sustentáveis: Incentiva práticas de saúde de longo prazo que podem ser mantidas ao longo do tempo, em vez de soluções de curto prazo.

Redução dos custos dos cuidados de saúde: Ao promover a saúde e prevenir a doença, pode levar a uma redução dos custos dos cuidados de saúde para os indivíduos e para a sociedade.

Melhores Estratégias de Enfrentamento: Ajuda as pessoas a desenvolverem estratégias eficazes para lidar com o stress e os desafios.

Tomada de decisões informada: Incentiva os indivíduos a fazerem escolhas informadas sobre a sua saúde e estilo de vida.

De um modo geral, a salutogénese promove uma abordagem proactiva da saúde e do bem-estar, beneficiando tanto os indivíduos como os educadores, os prestadores de cuidados de saúde e as comunidades.

Alguns outros princípios da salutogénese incluem:
- Criar um ambiente que favoreça a saúde e o bem-estar
- Concentrar-se em toda a pessoa e não apenas na sua doença
- Ter em conta o ambiente e o estilo de vida da pessoa
- Apoiar a capacidade natural da pessoa para manter a saúde
- Promover a saúde, em vez de se limitar a tratar a doença

Resultados das intervenções salutogénicas na saúde
- Diminuição das taxas de VIH.
- Redução da sintomatologia associada à ansiedade.
- Aumento da perceção da qualidade de vida.
- Maior satisfação pessoal.
- Redução da sintomatologia psicopatológica.
- Redução das perturbações alimentares.

O conceito de bem-estar está a ser cada vez mais incluído nas agendas políticas internacionais para promover o prolongamento da vida e prevenir a mortalidade prematura. A política europeia "Saúde 2020" visa melhorar o bem-estar dos cidadãos europeus, mas a sua tradução em acções práticas tem sido limitada. O bem-estar é uma construção multidimensional que engloba dimensões psicológicas, sociais e emocionais. A salutogénese, ou a sua construção central, SOC, é uma competência fundamental que pode ajudar os jovens a prosperar mesmo em circunstâncias difíceis. As abordagens ao longo da vida estão no centro de muitas estratégias e iniciativas internacionais para os jovens, reconhecendo que o bem-estar pode ser alcançado equipando os jovens com as aptidões e competências necessárias para desfrutarem de uma vida produtiva, saudável e feliz. Esta abordagem sugere que os factores positivos e negativos para o bem-estar se acumulam ao longo da vida e que uma resposta política que maximize os factores de proteção e minimize os riscos pode ser bem sucedida na obtenção de ganhos de bem-estar e saúde. A salutogénese, especificamente o SOC, apresenta-se como um potencial ativo de saúde para o bem-estar e um possível fator intermediário que pode ligar e explicar a gama de antecedentes necessários para a obtenção de bem-estar durante a infância e mais além. Se o pensamento salutogénico se concretizar, pode apoiar a política e a prática, restabelecendo o equilíbrio entre os programas que visam criar ambientes saudáveis e os que se centram apenas na resolução dos problemas existentes. Ao compreender as ligações entre a salutogénese e os vários resultados de bem-estar, deve ser feito mais para informar e avaliar acções práticas. [43]

A salutogénese, um método de promoção da saúde, tem evoluído significativamente nas últimas décadas, sendo a necessidade de uma prática eficaz crucial para alcançar melhorias na saúde e reduzir as desigualdades na saúde. O desenvolvimento da teoria é essencial para melhorar a base das actividades de promoção da saúde. Existem várias distinções entre a teoria explicativa e a teoria da mudança, com a teoria explicativa a centrar-se na descrição e a teoria da mudança a ter como objetivo explicar conceitos para implementação.

Van den Broucke explica que a teoria pode ser formulada em dois níveis de abstração, ambos essenciais e complementares. A teoria explicativa fornece valores básicos, fundamentos para a prática e orientações gerais para o campo, enquanto a teoria da mudança visa explicar conceitos e orientar a conceção e a avaliação de programas.

As três principais funções da teoria são a descrição, a explicação e a previsão, que fornecem um quadro útil para avaliar o estado atual da salutogénese. A noção de 'mensurabilidade' também é útil, pois enfatiza a importância da implementação científica, baseada na teoria e avaliada das actividades de promoção da saúde.

A salutogénese é um quadro útil para a promoção da saúde, mas a sua relevância no século XXI requer um maior desenvolvimento. Este documento apoia o trabalho empírico e os esforços conceptuais para colmatar as lacunas na salutogénese. O ciclo investigação-prática pode informar o desenvolvimento da teoria, e testar a salutogénese e a Auto-Conceptualização (SOC) através da prática pode informar um maior desenvolvimento. Os passos práticos incluem o desenvolvimento de modelos lógicos para jovens, a incorporação da atenção plena e a expansão da investigação para populações não clínicas e mais jovens. [43]

A salutogénese é uma teoria e um enquadramento que se centra na promoção da saúde e do bem-estar, dando ênfase ao que cria saúde em vez de apenas prevenir ou tratar doenças. Pode ser aplicada numa variedade de formas, incluindo:

Nos cuidados de saúde

Os profissionais de saúde podem utilizar a salutogénese para ajudar os doentes a alcançar uma boa saúde e bem-estar. Isto pode incluir ajudar os doentes a examinar e a mobilizar os seus recursos para melhorar a sua saúde. Os profissionais de saúde também podem desenvolver a sua própria capacidade salutogénica através de formação.

Nos cuidados primários

A salutogénese pode ser aplicada nos cuidados primários, introduzindo-a em todos os aspectos da prática, incluindo a política, a investigação e a prática profissional.

Nos cuidados de saúde mental

A salutogénese pode ajudar os profissionais de saúde a centrarem-se no indivíduo e na sua experiência, e não apenas no seu diagnóstico. Isto pode ajudar os doentes a manter a esperança e a atingir os seus próprios objectivos.

Noutras áreas

A salutogénese pode ser aplicada noutras áreas, como os cuidados de saúde perinatais e as doenças físicas crónicas.

A salutogénese baseia-se em vários conceitos, nomeadamente

Sentido de coerência: Uma pessoa com um forte sentido de coerência tem mais probabilidades de avaliar um estímulo como neutro e menos probabilidades de perceber situações stressantes como ameaçadoras.

Significado: Uma abordagem salutogénica centra-se nos activos, nos pontos fortes e na motivação.

Comportamentos promotores de saúde: Uma abordagem salutogénica promove comportamentos de promoção da saúde.

Capítulo 6: PROGRAMA DE MENTORES-MENTORADOS

Os educadores médicos, que frequentemente têm de atuar como mentores dos seus estudantes, devem aplicar os princípios salutogénicos ao avaliarem os seus mentorandos. Isto inclui determinar os factores de stress com que os mentorandos se depararam, se os mentorandos compreenderam a situação, se dispõem de mecanismos de defesa, como os GRR e os SRR, para lidar com o stress e se os mentorandos consideram estes mecanismos de defesa significativos. Se todos os factores forem salutogénicos, então é provável que a tutoria seja benéfica. Caso contrário, o mentor terá de elaborar planos personalizados para ajudar o mentorando a seguir o caminho para o bem-estar. [35]

Os investigadores em início de carreira (ECR) incluem estudantes licenciados, bolseiros de pós-doutoramento, pessoal de investigação e membros do corpo docente em início de carreira. Trabalham em ambientes académicos altamente competitivos e têm de lidar com várias transições de carreira, ao mesmo tempo que conciliam investigação, ensino, serviços e responsabilidades administrativas. A experiência académica do mentorando pode ser melhorada através da tutoria, que pode aumentar o rendimento e a satisfação profissional [44,45]. A tutoria é a orientação voluntária, formal ou informal que um indivíduo mais experiente (mentor) dá a um indivíduo menos experiente (mentorado), a fim de apoiar as decisões de carreira e o crescimento profissional do mentorado. Outro termo para este tipo de orientação é a troca de conselhos entre duas pessoas com experiências profissionais ou fases de carreira comparáveis. Os mentores são conselheiros fiáveis que utilizam a sua formação, o seu historial profissional e as suas experiências pessoais para incentivar, elevar, apoiar e fazer críticas construtivas aos seus mentorandos.

Embora o sucesso nem sempre esteja sob o controlo de cada um, ter um ou mais mentores pode ajudá-lo a manter-se positivo e concentrado, melhorar as suas capacidades, autoconfiança, esforços de investigação e equilíbrio entre vida profissional e pessoal, moldar a sua identidade profissional, oferecer orientação moral e ética e impulsioná-lo na sua carreira académica [46-50].

Para além de o ajudarem a criar os seus objectivos de treino, os mentores que se preocupam genuinamente com o seu sucesso podem guiá-lo através de território desconhecido que lhes pode ser familiar. Podem também servir como uma caixa de ressonância quando se sentir inseguro. Os mentores podem desempenhar uma variedade de papéis, desde conselheiros pessoais de carreira a personagens inspiradoras, e os seus níveis de participação pessoal podem variar.

Ao contrário da gestão, que visa dar instruções, a tutoria não tem esse objetivo, e os mentores não são planeadores, guardiões ou disciplinadores. Em vez disso, a tutoria dá aos mentorados a informação necessária e o apoio gentil para os ajudar a tomar melhores decisões por si próprios. Alguns mentores têm a capacidade de falar em nome dos seus mentorados. Enquanto o chefe estabelece frequentemente objectivos e avalia o sucesso numa relação de gestão, o mentorando auto-motivado deve conduzir os objectivos e a avaliação do progresso numa tutoria [51,52]. Por este motivo, o aconselhamento prestado por um mentor deve ser visto através da lente de quaisquer preconceitos aplicáveis que resultem da consulta de um único indivíduo. A orientação do mentorado e do mentor, com ambas as partes dispostas a dedicar tempo e energia para melhorar as suas interações, são as caraterísticas das relações mentorado-mentor bem sucedidas [53].

Os principais componentes das interações mentor-mentorando sao a confiança, um espaço de diálogo aberto e a confidencialidade relativamente ao que pode e não pode ser comunicado fora da relação. Também conhecida como "Mentoring Up", a ideia de permitir que os mentorandos assumam um papel igual e ativo nas relações mentor-mentorando tem ganho força recentemente [45,54]. No entanto, em ambientes de investigação, os métodos para escolher mentores, manter relações de trabalho com eles, lidar com desacordos e evitar encontros indesejados são frequentemente negligenciados [44,55,56].

Os mentores não são gestores e não se deve esperar que trabalhem no projeto de um mentorando. Os mentorandos devem apreciar os mentores que admitem a sua falta de conhecimentos e recursos. A cooperação e a aprendizagem em colaboração são fundamentais para a relação mentor-mentorando. Conselhos contraditórios de vários mentores podem levar a relações mal sucedidas, uma vez que podem não fornecer a melhor direção para o mentorando.

A comunicação inadequada, os conflitos de interesse, a falta de empenhamento, as diferenças de personalidade persistentes, a concorrência ou a falta de experiência do mentor na sua função também podem resultar em relações mentor-mentor mal sucedidas. Para gerir a relação de tutoria, é necessário abordá-la de forma proactiva com uma atitude e intenção positivas. É importante que haja confiança mútua e discussões abertas, mesmo quando ocorrem erros ou surgem circunstâncias pessoais.

Algumas relações mentor-mentor são exclusivamente profissionais, em que o mentorando recebe ajuda em questões académicas e de investigação. Outras podem ser desenvolvidas para orientação pessoal e podem resultar de uma amizade partilhada. Cada relação funciona de forma diferente e não existe uma relação correta, mas a esperança é conseguir uma compreensão, respeito, comunicação e apoio mútuos que beneficiem tanto o mentor como o mentorando.

Se o mentorando não se sentir confiante nos valores e objectivos partilhados, é necessário um exame cuidadoso para determinar se a relação será frutuosa. Compreender os pressupostos de um mentor e estar aberto a opiniões diferentes pode fornecer informações valiosas. A abordagem prudente consiste em tomar decisões informadas com base na diferença de opiniões e ideias para determinar se a perspetiva do mentorando mudou ou se a sua perspetiva original se consolidou.

A vontade e a motivação de um mentorando são essenciais para desenvolver uma relação mutuamente benéfica com um mentor. O mentorando deve ter consciência de si próprio, tomar a iniciativa de obter feedback, fazer perguntas e manter um registo do seu desenvolvimento. Em vez de se comparar com os outros, o mentorando deve reconhecer as suas próprias vantagens e desvantagens. Em vez de depender inteiramente da assistência do mentor, o mentorando deve ser entusiástico e proactivo na manutenção da relação de mentoria. A fim de encontrar investigadores mais velhos que possam ser úteis, o mentorando deve procurar os seus interesses académicos e a sua filiação em sociedades profissionais. O mentorando deve promover uma relação de cortesia e respeito mútuos, baseada em princípios partilhados, através do investimento de tempo. Para alcançar benefícios partilhados por ambas as partes, o mentor e o mentorando devem adaptar-se aos modos um do outro e fazer concessões.

Uma boa relação entre mentor e mentorado requer uma comunicação ativa, troca de feedback e reflexão sobre o progresso.

Estas Palavras de Sabedoria fornecem sugestões sobre como os académicos podem criar e preservar ligações produtivas entre mentorandos e mentores. Salienta como é crucial selecionar mentores que estejam empenhados e preocupados com o sucesso dos seus mentorandos. A tutoria pode ser vantajosa mesmo para cientistas experientes. Aconselha-se a procura de mentores francos que identifiquem os pontos fortes, lidem com os obstáculos e incentivem as escolhas de carreira académica ou não académica. Aconselha-se também a saber fazer as perguntas adequadas e a procurar uma comunidade. As orientações colocam uma forte ênfase no facto de os antecedentes culturais serem cruciais para a comunicação.

Capítulo 7: O PAPEL DAS UNIVERSIDADES NA SALUTOGENESE

Uma universidade saudável fomenta o bem-estar, promove uma saúde positiva e reforça os recursos. Cria um ambiente de apoio para estudantes e professores, promovendo a independência e competências adequadas para a vida. As políticas salutogénicas melhoram o bem-estar dos estudantes e dos trabalhadores da educação, promovendo o ensino e a investigação. Um bom exemplo é a promoção da educação para a cidadania global.

A ideia de salutogénese coloca a tónica nos factores de promoção do bem-estar e na saúde como um processo contínuo. Serve como pedra angular para a saúde pedagógica, dando ênfase aos aspectos individuais, sociais, políticos e culturais para estabelecer um ambiente de aprendizagem saudável. O método salutogénico visa ajudar os alunos, os educadores, os estabelecimentos de ensino e as universidades a alcançarem uma saúde pedagógica óptima, reforçando a resiliência nos aspectos individuais e institucionais. Uma resposta dinâmica e construtiva a situações de vida desfavoráveis, a resiliência envolve recursos dos domínios psicológico, social, cultural e ambiental. Numa faculdade ou instituição salutogénica, os estudantes desenvolvem atitudes positivas em relação a um estilo de vida saudável e surgem normas relevantes.

A fragilidade educativa é o resultado dos discursos contraditórios, das visões opostas, do esgotamento e da desilusão com que as instituições de ensino superior modernas se deparam frequentemente. De acordo com o conceito de Kinchin, a criação de um ambiente de aprendizagem saudável requer um enfoque na salutogénese, na saúde pedagógica e no cuidado. A resiliência, a autoconsciência e o valor da reflexão sobre a experiência educativa são todos realçados. A relação entre o ensino e a aprendizagem, a relação entre a teoria e a prática pedagógica, a interação entre a investigação e o ensino em pedagogia e a avaliação e valorização do ensino no ensino superior

A Salvogénese, um paradigma de Antonovsky, facilita o progresso dos académicos e das universidades no sentido da melhor saúde pedagógica possível, permitindo que os professores se conceptualizem a si próprios e ao seu trabalho de forma precisa e rápida. Este método oferece orientação face a condições políticas e económicas incertas, ao mesmo tempo que ajuda no tratamento de problemas de saúde mental, tanto nos professores como nos alunos.

Baseada na antroposofia, a pedagogia Waldorf incentiva e apoia o desenvolvimento das capacidades criativas, intelectuais e práticas dos alunos. Coloca uma forte ênfase na relação entre professores e alunos, dando aos professores uma compreensão mais profunda dos seus próprios pontos fortes e defeitos. Os professores e os alunos mantêm uma relação estreita que lhes permite ser uma fonte de apoio emocional, orientação e identidade, ajudando os alunos a transformarem-se nas melhores versões de si próprios.

A salutogénese é um processo de aprendizagem contínuo que melhora o desempenho académico e o autoconceito (SOC) dos alunos. A salutogénese é um conceito que combina saúde e educação. Este método incentiva a abertura pedagógica, reforça a resiliência e oferece conselhos.

Há uma ideia central que unifica os seis modelos salutogénicos de educação: A literacia pedagógica de Lindström e Eriksson; o modelo colegial de Eriksson; o modelo de cidadania de Mayer e Boness; as ferramentas de integração de Garista, Pocetta e Lindström; e o modelo de fragilidade pedagógica de Kinchin. Estas abordagens procuram promover a consciência emocional e a auto-expressão, para além de reforçar o sentido de identidade, o respeito e o apoio das crianças.

Garcia da Costa popularizou a ideia de que o professor actua como um curador, oferecendo estabilidade emocional e apoiando o desenvolvimento pessoal dos alunos através da mudança. Estas estratégias visam melhorar a saúde mental e aumentar a coerência, fazendo da salutogénese um objetivo educativo permanente. Todas elas sugerem um ambiente de aprendizagem estável, seguro e solidário com os outros.

O primeiro modelo, Sense of Coherence as a Lifelong Process (Sentido de Coerência como um Processo ao Longo da Vida), centra-se na literacia em saúde e diminui as desigualdades no contexto cultural, abordando os níveis de transformação individual e social. O Modelo Colegial de Eriksson coloca uma forte ênfase nos primeiros oito anos de educação e na ligação professor-aluno.

Para ultrapassar as barreiras emocionais que podem impedir o processo de aprendizagem, o paradigma Picturing Academic Learning de Garista, Pocetta e Lindström centra-se na experiência humana invisível e inconsciente. O modelo mais compassivo e abrangente é o de Garcia da Costa, Ensino como Fonte de Saúde, que utiliza factores cognitivos, afectivos, volitivos e espirituais para atingir os objectivos educativos.

Com ênfase nas experiências dos educadores, o modelo de Kinchin aborda as deficiências da pedagogia e incentiva a auto-consciência dos administradores universitários. Estes métodos procuram promover o desenvolvimento social, a consciência crítica e o processo de ensino-aprendizagem.

A promoção da saúde, baseada na teoria salutogénica, tem por objetivo melhorar a saúde física, mental, social e existencial através do reforço das competências, capacidades e recursos dos indivíduos.

A promoção de um ambiente universitário saudável exige uma mudança de uma perspetiva patogénica, que realça a ausência de doença, para uma abordagem salutogénica, que realça os potenciais de saúde inerentes aos contextos sociais e institucionais. Os campus podem incluir colegas de trabalho e estudantes na procura de oportunidades e recursos para criar um ambiente verdadeiramente salutogénico, integrando a saúde na cultura do campus. As orientações para os novos estudantes devem incluir estratégias de autocuidado e os materiais devem ser disponibilizados aos estudantes de forma tão alargada quanto possível. A fim de implementar uma abordagem mais duradoura da promoção da saúde, o pessoal e os professores devem colaborar.

As universidades desempenham um papel fundamental na salutogénese, promovendo a saúde e o bem-estar e moldando os valores e as prioridades dos estudantes e do pessoal:

Criar um ambiente de apoio: As universidades podem criar um ambiente de apoio para estudantes e professores que os ajude a desenvolver competências para a vida e a independência.

Integrar a saúde na cultura: As universidades podem integrar a saúde na sua cultura, no ensino, na aprendizagem, na investigação e na produção de conhecimentos.

Promover a cidadania global: As universidades podem promover a aprendizagem e a educação para a cidadania global.

Implementação de intervenções no domínio da saúde: As universidades podem implementar intervenções sobre questões de saúde, como as drogas, o álcool e a saúde mental.

Melhorar o bem-estar: As universidades podem melhorar o bem-estar dos estudantes e dos trabalhadores da educação através de políticas e práticas salutogénicas.

Contribuir para a mudança da sociedade: As universidades podem contribuir para a mudança da sociedade e para o desenvolvimento da cidadania.

A salutogénese é uma teoria que se centra no sentido de coerência de uma pessoa, ou na forma como esta vê o mundo como gerível, compreensível e significativo. As pessoas com um forte sentido de coerência têm mais probabilidades de ver a sua vida como coerente e são mais capazes de gerir o stress e manter-se saudáveis.

Capítulo 8: A SALUTOGENESE NA NECESSIDADE DE HOJE

"Se as rãs de um lago começassem a comportar-se de forma estranha, a nossa primeira reação não seria castigá-las. Instintivamente, perguntar-nos-íamos o que se estaria a passar na lagoa" -D. Reist, Conferência Nacional da ACHA, 2017.

As análises da salutogénese examinam a forma como os recursos ao longo da vida mantêm o desenvolvimento da saúde numa perspetiva positiva (ou seja, centrada na saúde), enquanto as análises da patogénese examinam a forma como os factores de risco individuais e ambientais podem afetar o início e o desenvolvimento da doença. A premissa subjacente a esta teoria é que o desequilíbrio heterostático existe numa condição dinâmica no corpo humano. O paradigma biomédico, por outro lado, baseia-se nas ideias de que o equilíbrio e a homeostase são necessários para a preservação e restauração da saúde.

Tabela 1. Perspectivas complementares da saúde

Patogénese	Salutogénese
Ponto de partida = Doença ou problema	Ponto de partida = Potencial de saúde
Sobre como evitar problemas e as suas causas	Sobre a aproximação do potencial e as suas causas
Trabalha para eliminar os factores de risco	Trabalha para criar factores de saúde (salutares)
Reativo - reage a sinais, sintomas e indicações de doença	Proactivo - criar condições de bem-estar físico, mental e social
A doença ou enfermidade é uma anomalia	Os seres humanos têm defeitos e estão sujeitos à entropia
Perspetiva idealista - tratar a doença	Perspetiva realista - ir buscar saúde
O objetivo é evitar a dor ou a perda	O objetivo é promover ganhos ou crescimento
Prepara ou ajuda a preparar a pessoa para viver	Melhorar as capacidades e o potencial para poder viver plenamente
Quer ajudar a evitar ou impedir que uma pessoa seja empurrada para trás	Quer ajudar ou melhorar a capacidade de uma pessoa para avançar
Contra a doença e a enfermidade	Para a saúde
Para aqueles que precisam de curas	Para quem quer uma saúde melhor
Objetivo principal - Prevenção de efeitos negativos para a saúde	Objetivo principal - Promoção de uma saúde positiva
Benefício secundário - Promoção da saúde	Benefício secundário - Prevenção de doenças e enfermidades

Resultado - ausência de problema	Resultado - presença de um ganho
Evitar o agravamento da situação	Melhoria contínua
Minimização de problemas	Otimização do potencial

A construção de uma relação ao longo do tempo ajuda os indivíduos a compreenderem as suas necessidades de bem-estar, permitindo a auto-descoberta e a resolução dos sintomas. No entanto, os doentes tornam-se frequentemente destinatários passivos das terapias quando os médicos não os ouvem, o que leva a uma participação passiva.

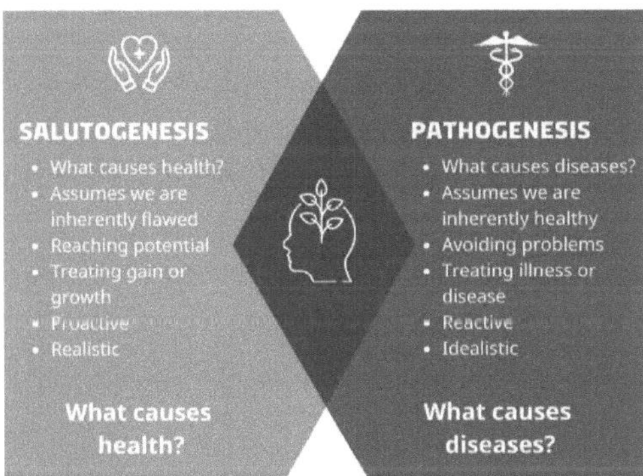

Figura 1: Salutogénese vs. Patogénese (ICDK, 2023)

DUAS FACES DA MESMA MOEDA

A patogénese é o estudo das causas e da progressão das doenças que, historicamente, tem recebido muita atenção. A palavra "patogénese" é de origem grega e significa "o início da doença". A estratégia coloca uma forte ênfase no diagnóstico e tratamento de doenças, a fim de reduzir os sintomas e melhorar a saúde geral, abordando as causas profundas da doença. Os nossos métodos envolvem a determinação das infecções e a criação de tratamentos para as mesmas.

A patogénese tem impulsionado os avanços nas ciências da vida e nos produtos farmacêuticos há séculos, conduzindo a descobertas, soluções e realizações impressionantes. Em cada década, assistimos a inovações revolucionárias que antes eram apenas imaginadas. Por exemplo, as vacinas contra a COVID-19 foram desenvolvidas em menos de um ano, um processo que anteriormente demorava quatro a dez anos.

Embora esta abordagem tenha conduzido a muitos avanços médicos e salvado inúmeras vidas, não deixa de ter as suas limitações.

A salutogénese, por outro lado, é um conceito relativamente recente que muda o foco da doença para a saúde. Este termo também é grego e significa a "criação da saúde" ou, mais poeticamente, "a origem da saúde". Criado pelo sociólogo médico Aaron Antonovsky, da Universidade de Yale, na década de 1970, a salutogénese analisa os factores que promovem a saúde e o bem-estar, realçando a importância de compreender e cultivar a resiliência nos indivíduos e nas comunidades.

... estamos a começar a entender a saúde não como a ausência de doença, mas antes como o processo pelo qual os indivíduos mantêm o seu sentido de coerência e a capacidade de funcionar face à mudança

Aaron Antonovsky, PhD, GBU (1979)

Capítulo 9: SENTIDO DE CORAGEM

O sentido de coerência (SOC) é definido como a capacidade de perceber o significado do mundo de uma forma clara e estruturada e como a compreensão da relação entre acções e consequências. É um recurso valioso para lidar com os factores de stress; esta capacidade tem sido relacionada com a qualidade de vida e pode ser considerada como um indicador de saúde. Esta última baseia-se na capacidade de os indivíduos avaliarem e compreenderem a situação da sua saúde (compreensibilidade), permitindo-lhes encontrar um sentido (significado) para se moverem numa direção que promova a saúde (capacidade de gestão). [57]

O sentido de coerência é um aspeto crucial do bem-estar humano, permitindo que os indivíduos transitem da doença para a saúde e encarem as novas actividades como geríveis e compreensíveis. Este sentido de coerência aumenta a resiliência e o bem-estar individual. Estudos relacionaram níveis mais elevados de sentido de coerência com várias condições de saúde, como a diabetes, a dependência, a depressão e problemas de saúde mental.

A SOC-13, ou Escala de Sentido de Coerência

Antonovsky desenvolveu um questionário de 29 itens para avaliar o sentido de coerência dos indivíduos, que mais tarde evoluiu para uma versão reduzida da escala do sentido de coerência (SOC-13). A escala utiliza uma escala de classificação do tipo Likert, em que as pontuações mais elevadas indicam um maior sentido de coerência. O questionário SOC-13 demonstrou boas propriedades psicométricas, mas alguns estudos consideraram-no multidimensional em vez de se concentrar num único fator. Estudos de validação em estudantes universitários indianos, doentes eslovenos com esclerose múltipla e adultos mais velhos confirmaram uma estrutura de três factores.

O Questionário de Orientação para a Vida (OLQ), com 29 itens que medem a compreensão, a capacidade de gestão e o significado, foi a escala original. As opções de resposta na escala de Likert variavam de 1 a 7, sendo que 1 denotava nunca e 7 representava sempre sentimentos fortes relativamente às experiências de vida. O autor criou uma versão condensada do formulário original que consiste em 13 perguntas (SOC-13). As seguintes subescalas compõem a escala SOC-13: Significância (4 itens: 1, 4, 7 e 12), Gerenciabilidade (4 itens: 3, 5, 10 e 13), e Compreensibilidade (5 itens: 2, 6, 8, 9 e 11).

As seguintes subescalas compõem a escala SOC-13: Significância (4 itens: 1, 4, 7 e 12), Gerenciabilidade (4 itens: 3, 5, 10 e 13) e Compreensibilidade (5 itens: 2, 6, 8, 9 e 11). [57]

A escala SOC-13 foi proposta como um instrumento de rastreio fiável e válido para o sentido de coerência com um fator latente. No entanto, estudos encontraram um modelo que sustenta uma estrutura tridimensional de acordo com a teoria de Antonosvky. Na Colômbia, havia poucos estudos de validação cultural do questionário SOC-13 e algumas limitações em diferentes contextos. Portanto, era necessária uma validação deste instrumento. O presente estudo teve como objetivo examinar as propriedades psicométricas da versão espanhola da escala SOC-13 em adultos colombianos. [57]

Um conceito teórico conhecido como "sentido de coerência" descreve o impacto do stress na capacidade de funcionamento das pessoas. Implica que o grau em que o stress compromete o sentido de coerência de uma pessoa é importante. Segundo Antonovsky, trata-se de uma visão do mundo que representa o sentimento de confiança omnipresente, duradouro e dinâmico de uma pessoa de que os seus estímulos internos e externos estão bem organizados, são previsíveis e compreensíveis e que são capazes de corresponder às expectativas. Determinar se o stress é prejudicial requer este sentido de coerência.

O SOC é a capacidade de uma pessoa ver a vida como estruturada, significativa e gerível, e de reagir a situações de stress. É uma orientação disposicional que pode ajudar as pessoas a manterem-se bem, a melhorarem a sua saúde e a serem mais resistentes aos factores de stress diários.

Três elementos constituem o seu conceito de sentido de coerência:
Compreensibilidade: A crença de que a vida se desenrola de uma forma sistemática e previsível, bem como um sentimento de compreensão que lhe permite fazer previsões razoáveis sobre o futuro com base em ocorrências na sua vida.
Capacidade de gestão: A crença de que tudo é controlável e está ao seu alcance, e que tem os conhecimentos, recursos e apoio necessários para lidar com as situações.

Significado: A crença de que a vida é excitante e gratificante, que as coisas são verdadeiramente importantes e que existe uma razão ou objetivo válido para nos preocuparmos com o que acontece.

A terceira componente é a mais importante, na opinião de Antonovsky. As pessoas não têm o incentivo para compreender e controlar os acontecimentos se sentirem que não há um objetivo para suportar, ultrapassar obstáculos e não têm um sentido para a vida. O seu principal argumento é que ter um forte "sentido de coerência" é necessário para a "salutogénese". De acordo com a sua investigação, a coerência é um fator de previsão de resultados favoráveis em termos de saúde.

Durante a pandemia de COVID-19, verificou-se que o sentido de coerência de uma pessoa estava ligado à probabilidade de seguir as instruções de segurança da pandemia.

"Se fizerem uma manifestação contra a guerra, eu não estarei presente", declarou a Madre Teresa. Mas convidem-me para qualquer manifestação a favor da paz que organizem. Ela acreditava, portanto, que promover a paz não é o mesmo que opor-se à guerra. De forma semelhante, a Organização Mundial de Saúde (OMS) descreve a saúde como uma condição de bem-estar físico, mental, social e espiritual completo, para além da ausência de doença (OMS, 1986). Por conseguinte, a compreensão das variáveis que contribuem para o bem-estar e a forma de as melhorar devem ser combinadas com a compreensão das causas das doenças e da forma de as curar.

Para além do modelo patogénico convencional, Antonovsky (1979, 1987) propôs o modelo salutogénico, que tenta explicar as causas da saúde e promover a saúde. Baseia-se em duas ideias: primeiro, que os estímulos estão sempre a atacar os seres humanos, criando desequilíbrio e entropia, que por sua vez conduzem à desordem e à doença. Os factores de stress dividem-se em três categorias gerais: acontecimentos importantes da vida, aborrecimentos diários e factores de stress crónicos. Os factores de stress podem ser benéficos, prejudiciais ou neutros.

O termo "recursos de resistência generalizada" (RGR) descreve os componentes materiais, genéticos, cognitivos e sociais que permitem às pessoas gerir eficazmente os estímulos. Estes recursos ajudam as pessoas a sentirem-se consistentes na vida, dando-lhes a capacidade de influenciar o equilíbrio entre a subcarga e a sobrecarga e de ter uma palavra a dizer sobre o resultado das coisas.

O sentido de coerência (SOC), que é influenciado pelo GRR, desenvolve-se com a utilização repetida do GRR. O nível de confiança generalizado, persistente e dinâmico de uma pessoa nos estímulos organizados, previsíveis e explicáveis dos seus contextos interno e externo é expresso pelo seu sentido de orientação global, ou SOC. Pensa-se que tem um bom impacto numa série de indicadores de saúde e bem-estar e consiste em componentes cognitivas (significado, capacidade de gestão e compreensão).

Alguns exemplos de Recursos de Resistência Geral incluem:[58]

1. Dinheiro
2. Conhecimento e inteligência
3. Experiência
4. Autoestima
5. Comportamento saudável
6. Apoio social
7. Ego / identidade
8. Compromisso e coesão com as raízes culturais
9. Estabilidade cultural
10. Actividades ritualísticas
11. Religião e filosofia (por exemplo, conjunto estável de respostas às perplexidades da vida)
12. Factores genéticos
13. Orientação para a saúde preventiva

Se uma pessoa tem acesso a este tipo de recursos, tem mais hipóteses de enfrentar os desafios da vida e de construir experiências de vida coerentes. "Os recursos de resistência geral conduzem a experiências de vida que promovem um forte sentido de coerência, a capacidade de perceber que se pode gerir qualquer situação independentemente do que está a acontecer na vida.[59] Os recursos de resistência geral representariam, portanto, um tipo de kit de saúde que poderia ajudar os indivíduos e as suas comunidades a melhorar ou manter a saúde.[60]

A intervenção salutogénica procura apoiar as comunidades na identificação das exigências da vida, no equilíbrio dos recursos gerais de resistência e na promoção do desenvolvimento da saúde. Também tentam ajudar as comunidades a gerar visões de vida partilhadas e modelos mentais relativos aos processos de mudança e aos resultados desejados. Estas tácticas podem ser utilizadas numa variedade de contextos, incluindo comunidades, escolas e sistemas de cuidados de saúde, bem como com uma série de grupos demográficos, incluindo menores, pessoas com doenças prolongadas e imigrantes.

As intervenções individuais conduziram a uma diminuição das taxas de VIH, da sintomatologia relacionada com a ansiedade, a uma maior perceção da qualidade de vida, a uma maior satisfação pessoal e a uma redução da sintomatologia psicopatológica. As intervenções em grupo melhoraram vários domínios, como a prevalência da doença, a perceção da saúde, o bem-estar e a capacidade funcional. As intervenções mistas conduziram a uma redução da sintomatologia relacionada com a dor, diminuição da insónia, aumento da qualidade dos sonhos e aumento da capacidade funcional. Intervenções intersectoriais, bem-estar percebido, saúde auto-avaliada, saúde mental, sintomatologia depressiva e mortalidade evitável por diabetes mellitus, gripe, doenças cardíacas e mortalidade infantil. O Modelo Salutogénico é mais do que uma simples medida de coerência; engloba várias teorias, conceitos, abordagens e estratégias com elementos e dimensões salutogénicos.

Para medir o SOC, Antonovsky criou o Questionário de Orientação para a Vida (escala SOC), que foi submetido a uma avaliação exaustiva e considerado válido e fiável. O SOC tem uma correlação negativa com a mortalidade, uma correlação fraca com a saúde física e uma correlação favorável com a saúde mental e a qualidade de vida. Um exame aprofundado das qualidades psicométricas da escala revelou que esta se manteve bastante estável ao longo do tempo.

Capítulo 10: BEM-ESTAR DOS ESTUDANTES

Definição de bem-estar

A sensação de estar saudável e satisfeito é conhecida como bem-estar.

É composto por várias partes:

O bem-estar emocional é a capacidade de regular com sucesso as emoções, de resistir às adversidades e de promover emoções felizes.

Bem-estar físico: Esta componente consiste em manter o corpo em boas condições através de uma alimentação correta e de exercício físico frequente.

Bem-estar social: inclui o cultivo de competências de comunicação, a criação de sistemas de apoio e a formação de ligações profundas com adultos e pares.

Bem-estar no local de trabalho: Esta ideia aplica-se principalmente aos adultos, mas também pode ajudar os estudantes a encontrarem sentido nos seus esforços académicos.

O termo "bem-estar social" refere-se ao envolvimento em eventos culturais e na vida da comunidade.

Factores que influenciam a participação dos alunos

Foram identificados dois grupos principais a partir dos factores contributivos:

As variáveis que promovem a aprendizagem incluem as emoções e os comportamentos positivos dos alunos, os comportamentos positivos dos professores, a relação e a colaboração entre professores e alunos, a capacidade dos alunos para aprender e pensar criticamente, a assistência dos recursos de aprendizagem, os traços individuais e de personalidade dos alunos e os aspectos pedagógicos.

Os obstáculos são os seguintes: um ambiente favorável, um mau comportamento dos alunos e um mau comportamento dos professores.

Porque é que o bem-estar dos estudantes é importante

Como pode melhorar a retenção dos estudantes, o desempenho académico e a qualidade de vida em geral, é importante no ensino superior.

O bem-estar é uma componente essencial da vida dos estudantes e não apenas um termo da moda.

Definir o bem-estar como uma prioridade máxima pode afetar significativamente o desempenho académico, o desenvolvimento pessoal e a felicidade geral de um estudante.

Os estabelecimentos de ensino superior podem promover um ambiente que apoie e nutra os seus estudantes e os posicione para o sucesso no futuro, compreendendo a ligação entre o desempenho académico e o bem-estar.

Compreender a importância do bem-estar para os estudantes universitários

É essencial para a vida dos estudantes universitários e afecta diretamente tanto a sua qualidade de vida geral como o seu desempenho académico.

Os estudantes que colocam a sua saúde em primeiro lugar têm mais probabilidades de se sair bem na universidade.

A universidade é um período de grande desenvolvimento intelectual e pessoal. Os estudantes estão a passar da juventude para a maturidade, o que traz consigo um novo conjunto de problemas e responsabilidades.

Os estudantes universitários sofrem frequentemente de sobrecarga e stress por terem de conciliar as suas obrigações sociais, os trabalhos de casa e os exames. É nesta altura que a saúde se torna vital.

Inteligência emocional:

A capacidade de reconhecer, utilizar e regular as próprias emoções para reduzir o stress, comunicar com clareza, simpatizar com os outros, ultrapassar obstáculos e resolver conflitos é conhecida como inteligência emocional.

A inteligência emocional (IE) permite-lhe melhorar as suas relações, destacar-se na escola e no local de trabalho e realizar os seus objectivos profissionais e pessoais.

Também o ajuda a desenvolver uma ligação com as suas emoções, a pôr em prática as suas intenções e a selecionar as coisas que são mais importantes para si.

A diversidade, a equidade e a inclusão no ensino superior são institucionalizadas

A diversidade inclui caraterísticas sociais e de grupo que podem ser utilizadas para promover a aprendizagem, bem como diferenças individuais (como a personalidade, as preferências de aprendizagem e as experiências de vida).

O envolvimento ativo, deliberado e contínuo com a diversidade nas pessoas, no currículo, no co-currículo e nas comunidades é conhecido como inclusão. A consciência, o conhecimento tópico, a sofisticação cognitiva e a compreensão empática das muitas formas como as pessoas interagem nos sistemas e instituições podem melhorar em resultado deste envolvimento com a diversidade.

Equidade: Proporcionar a grupos tradicionalmente sub-representados, tais como membros de minorias raciais e étnicas e estudantes com baixos rendimentos, igualdade de acesso e de resultados em três áreas-chave:

A mentalidade de equidade refere-se à manifestação da consciência e da vontade dos dirigentes institucionais e dos membros do pessoal de abordar as questões de equidade. A equidade representativa é a participação proporcional a todos os níveis de uma instituição; a equidade de recursos é a distribuição de recursos educativos para colmatar as lacunas de equidade.

Fase Um: Emergente: Durante esta fase, o campus está a estabelecer um círculo eleitoral para o projeto e a começar a reconhecer a diversidade, a inclusão e a equidade como preocupações estratégicas.

Segunda Fase: Estabelecimento - Durante esta fase, a universidade concentra-se em garantir o crescimento da sua capacidade institucional e pessoal para manter os esforços de diversidade, inclusão e equidade.

Fase 3: Transformação - Nesta fase, o campus já incorporou completamente a igualdade, a diversidade e a inclusão na estrutura da organização e ainda está a avaliar os seus esforços para garantir o progresso e a sustentabilidade.

Nesta fase, o campus alcançou os seus objectivos de integração da equidade, da diversidade e da inclusão na estrutura da organização; mas, devido à natureza dinâmica do ambiente, continua a avaliar a sua sustentabilidade e o seu ritmo de progressão.

Factores que afectam a participação dos alunos

Factores que afectam a participação dos alunos, mas existem apenas duas categorias:

1. Factores internos dos estudantes - ideias, métodos, factores intelectuais (atenção, memória, pensamento) e factores não intelectuais (motivação para a aprendizagem, interesse pela aprendizagem, personalidade, emoção, atitude de aprendizagem, hábitos de aprendizagem, etc.).

2. Factores externos dos estudantes - ambiente educativo social, ambiente educativo familiar e ambiente educativo escolar nos seus três aspectos. Entre eles, o fator não intelectual dos estudantes é o fator-chave.

Factores que promovem o bem-estar **dos alunos**

Favorecer o bem-estar dos estudantes é uma tarefa complexa que exige a consideração de numerosos elementos em vários domínios. Seguem-se os principais aspectos que melhoram o bem-estar dos estudantes:

1. Ambientes em casa e na universidade A saúde emocional positiva pode ser promovida num ambiente familiar de apoio, definido pela participação dos pais, pelo encorajamento e por expectativas razoáveis.

2. Atributos pessoais: Os alunos que possuem resiliência, motivação, capacidade de auto-gestão e competência social estão mais bem equipados para ultrapassar obstáculos nos seus percursos académicos.

3. Capacidade linguística A capacidade de comunicar social e academicamente em inglês pode ter um impacto nos alunos que o falam como segunda língua. Uma maior proficiência linguística aumenta o sentimento geral de bem-estar e de pertença de uma pessoa, uma vez que abre mais oportunidades para uma interação significativa com os colegas e os professores.

4. Sucesso académico Embora o baixo rendimento académico possa resultar em emoções de

inadequação ou ansiedade, as notas altas estão frequentemente relacionadas com pensamentos positivos sobre si próprio e as suas capacidades. Dependendo da personalidade de uma pessoa, o efeito do sucesso académico no bem-estar pode ser diferente. Por exemplo, as pessoas conscienciosas podem sentir-se mais angustiadas com as más notas do que as outras.

5. Relações sociais As boas relações com os professores e os colegas fomentam um sentimento de pertença, que é essencial para o bem-estar mental. As IES podem ajudar os estudantes a construir estas relações, organizando eventos de cooperação que promovam a cooperação e o apoio entre os estudantes.

6. Os estudantes que têm um sentimento de pertença na universidade - onde são respeitados tanto pelos adultos como pelos seus pares - têm mais probabilidades de apresentar comportamentos de aversão ao risco e de manter a estabilidade mental. Este sentimento de pertença é fomentado, em parte, pelos estabelecimentos de ensino superior que incluem ativamente os seus estudantes na tomada de decisões.

7. Assistência aos professores Os professores que se preocupam genuinamente com os pontos de vista dos seus alunos e oferecem críticas úteis aumentam a motivação e o sentido de comunidade dos seus alunos.

8. As políticas de apoio podem melhorar consideravelmente o bem-estar dos estudantes, sensibilizando-os para as questões de saúde mental e oferecendo-lhes instrumentos de apoio emocional.

Em conclusão, os seguintes elementos contribuem para o bem-estar dos estudantes:
* Ambiente familiar e universitário favorável
* Qualidades pessoais como a motivação e a resiliência
* Competência linguística para uma comunicação eficaz
* Resultados académicos que influenciam a autoestima
* Fortes ligações sociais que promovem um sentimento de pertença
* Ligação à faculdade que aumenta a estabilidade emocional
* Políticas de apoio que dêem prioridade à sensibilização para a saúde mental.

Influenciadores negativos

Estatuto socioeconómico (SES): Os alunos de famílias com baixo nível socioeconómico lidam frequentemente com problemas que podem afetar o seu desempenho académico, como o acesso restrito a recursos educativos, a insegurança das circunstâncias familiares ou a falta de apoio dos pais.

Problemas de saúde mental: A ansiedade e a depressão são dois problemas de saúde mental que podem prejudicar significativamente a capacidade de um aluno se concentrar nas aulas ou participar em actividades.

Pressão dos pares e assédio moral: Os alunos que estão sujeitos a interações negativas entre pares, como o bullying, podem sofrer um declínio na sua autoestima e um aumento do absentismo.

Ambiente escolar pouco saudável: A discriminação ou os actos de violência podem impedir os alunos de se empenharem totalmente nos estudos. Devido à ansiedade ou a um sentimento de não pertença, estas situações podem resultar em taxas de abandono escolar mais elevadas ou num pior desempenho académico em geral.

Parentalidade inconsistente: As crianças que crescem em lares onde os pais alternam entre serem extremamente autoritários e desatentos podem ter problemas de comportamento na escola, o que prejudicará o seu sucesso académico.

Abuso de substâncias: Quando um estudante é exposto ao abuso de substâncias na sua família ou comunidade, isso pode perturbar seriamente a sua vida e levá-lo a adotar comportamentos de risco que desviam a sua atenção dos estudos.

Os influenciadores, tanto bons como maus, são importantes para determinar o comportamento e o desempenho académico dos alunos.

Os educadores e as partes interessadas podem desenvolver intervenções específicas para aumentar as influências positivas e reduzir as negativas, se compreenderem melhor estes aspectos.

Sugestões para incentivar o bem-estar dos estudantes no campus
1. Criar equipas de cuidados

2. Criar comunidades vivas centradas no bem-estar

3. Estabelecer uma comunicação direta com os alunos

4. Criar iniciativas de fitness e bem-estar

5. Tornar obrigatória a formação em bem-estar para os docentes

6. Proporcionar uma gama de opções de vida

7. Reduzir os obstáculos para os estudantes marginalizados

8. Examinar os trabalhadores pendulares

9. Utilizar a tecnologia

10. Dar prioridade à aprendizagem em equipa.

11. Motivar para obter boas notas e ajudar os alunos medianos

Os estabelecimentos de ensino superior podem implementar uma série de iniciativas para melhorar o bem-estar dos seus estudantes, incluindo

- Criar ambientes acolhedores onde cada aluno é tratado com respeito.

- Utilizar técnicas de avaliação menos exigentes em vez de estratégias de teste convencionais.

- Incentivar a discussão franca de assuntos relacionados com a saúde na sala de aula.

- Promover a participação em actividades extracurriculares que fomentem as relações interpessoais.

Através da incorporação destas tácticas na cultura universitária, os professores podem promover um ambiente que melhore o desempenho académico e o bem-estar dos alunos.

Melhorar o bem-estar dos alunos é fundamental para criar um ambiente em que possam ter sucesso académico e adquirir competências essenciais para a vida.

Obstáculos à promoção do bem-estar dos estudantes

O facto de o bem-estar dos estudantes ser multifacetado torna-o difícil de promover. Os estabelecimentos de ensino superior lidam frequentemente com questões como:

Dar prioridade ao bem-estar em detrimento do cumprimento das normas académicas pode ser contraditório.

Controlo restrito sobre variáveis externas (como o ambiente doméstico) que têm impacto no bem-estar dos alunos.

Ambientes de trabalho stressantes para os próprios professores podem ter um efeito prejudicial nas crianças.

Para abordar eficazmente estas questões, é necessária uma estratégia que inclua educadores, pais, representantes do governo local e organizações comunitárias

Os estabelecimentos de ensino superior devem abordar os três principais aspectos do bem-estar - físico, emocional e social - a fim de proporcionar aos estudantes uma abordagem abrangente do bem-estar.

Os estabelecimentos de ensino superior podem promover o bem-estar geral e o sucesso dos estudantes durante os seus anos de ensino superior e para além deles, incentivando a atividade física e uma boa alimentação, fornecendo serviços de aconselhamento e seminários de gestão do stress e criando um ambiente de apoio no campus.

Os estabelecimentos de ensino superior podem promover um ambiente que apoie e fomente o bem-estar dos estudantes, incentivando uma mentalidade centrada no bem-estar entre todos os membros da comunidade universitária. Os estudantes podem beneficiar desta atitude sob a forma de melhores resultados académicos, níveis mais elevados de satisfação e um maior sentido de comunidade.

POEMA SOBRE A SALUTOGÉNESE

Em sussurros de sabedoria, a voz de um mentor
Ecoa pelas câmaras da alma
Uma brisa suave que agita as folhas do coração
À medida que a salutogénese assume o seu papel delicado

Do stress à força, da dor à paz
A orientação do mentor tece uma libertação curativa
Ao potenciar a força interior do mentorando
Uma resiliência floresce, como um curso raro e precioso

Na dança sagrada da mentoria, encontramos
Um espaço onde o crescimento e a cura se entrelaçam
Como rebentos tenros que se estendem em direção ao sol
O potencial do mentorando é iniciado para sempre

Enquanto os medos e as dúvidas são suavemente adormecidos
As palavras do mentor incendeiam a busca do mentorando
Por objetivo e paixão, por coragem e força
A Salutogénese brilha, um farol em voo

Neste laço sagrado, uma sinfonia toca
De confiança e respeito, de empatia e elogio
O toque do mentor acende a faísca dentro de si
Enquanto a salutogénese tece o seu fio de cura

Através de provações e tribulações, o mentorado cresce
Mais fortes, mais sábios e mais radiantes ao saberem
A sua força interior, a sua voz e ritmo únicos
À medida que a orientação do mentor preenche o espaço

Nesta tapeçaria de sabedoria e cuidado

A Salutogénese tece a sua parte curativa

Um legado de amor, uma dádiva rara

A presença de um mentor, para sempre incomparável.

Nas salas de cura, onde as mentes são formadas
Ocorre uma mudança subtil, a fuga de um paradigma
Da mera doença e cura, ao núcleo do bem-estar
A salutogénese sussurra segredos a explorar

No espaço sagrado da educação médica
A saúde em foco, o ritmo de uma nova narrativa
Dos meros sintomas à história de todo o ser
Os alunos aprendem a ver a pessoa, não apenas a fragilidade

Teorias do stress e do coping
Enquanto os alunos aprendem a tecer um ouro curativo
Do mero tratamento ao poder da prevenção
A Salutogénese brilha, um farol na noite

Através de modelos, mentores e guias
As mentes jovens são moldadas, com as marés da compaixão
Aprendem a ouvir, a ter empatia e a preocupar-se
Para ver a história do doente, para além da ficha e do tarifário

Nas simulações, os cenários do mundo real são
Os alunos praticam, enquanto percorrem o caminho
Diagnosticar e tratar, com uma visão holística
A sabedoria da salutogénese começa de novo
Através de estudos de caso, aprendem a ver
A intrincada teia de determinantes sociais' plea
Do estatuto socioeconómico ao stress ambiental
As raízes da saúde e da doença, eles devem confessar

No cadinho de fogo da educação médica
A salutogénese forja um novo desejo
Para curar a pessoa na sua totalidade, corpo, mente e alma
Surge um novo paradigma que torna o coração completo

A cada passo, a cada ano que passa
Os alunos aprendem a ver com clareza a história do paciente

Da mera doença ao núcleo do bem-estar

A Salutogénese tece a sua tradição de cura.

Na dança da saúde, desenrola-se uma história,

Dois caminhos divergem, as suas histórias são ousadas.

Salutogénese, uma luz abraçada,

Centra-se no bem-estar, onde se encontra a esperança.

Procura as raízes onde a força nasce,

De resiliência a crescer, sob um céu limpo.

Sussurra o equilíbrio, o abraço da ligação,

Na tapeçaria tecida pela suave graça da vida.

Oh, patogénese, um caminho sombrio,

Traçar as linhas onde a doença pode oscilar.

Estuda a luta, a dor e a decadência,

Nos cantos escuros onde muitas vezes se encontram os medos.

No entanto, em cada viagem, encontramos uma lição,

Porque um sem o outro deixa a verdade por apurar.

No equilíbrio de ambos, reside uma harmonia,

Porque a saúde é uma história que implica desafios.

Exploremos, pois, os dois caminhos,

Com compaixão e coragem, teceremos algo novo.

Para compreender as profundezas da nossa situação,

Forjamos um novo amanhecer, da escuridão à luz.

BIBLIOGRAFIA

1. Aaron Antonovsky, Unraveling The Mystery of Health. How People Manage Stress and Stay Well, São Francisco, Jossey-Bass Publishers, 1987.

2. Y. Henkin e A. D. Sperber, "Aaron Antonovsky: Editor and Idealist", Israel Journal of Medical Sciences, volume 32, páginas 163-165, 1996.

3. M. Eriksson e B. Lindstöm, "Validity of Antonovsky's sense of coherence scale: a systematic review", Journal of Epidemiology and Community Health, volume 59, páginas 460-466, 2005.

4. Antonovsky A, Sagy S. Aaron Antonovsky (1923-1994): A Génese Pessoal, Ideológica e Intelectual da Salutogénese. 2022 Jan 1. In: Mittelmark MB, Bauer GF, Vaandrager L, et al., editores. O Manual da Salutogénese [Internet]. 2ª edição. Cham (CH): Springer; 2022.

5. Vinje HF, Langeland E, Bull T. Desenvolvimento da Salutogénese de Aaron Antonovsky, 1979 a 1994. 2016 Sep 3. In: Mittelmark MB, Sagy S, Eriksson M, et al., editores. O Manual de Salutogénese [Internet]. Cham (CH): Springer; 2017.

6. Vinje HF, Langeland E, Bull T. Desenvolvimento da Salutogénese de Aaron Antonovsky, 1979 a 1994. 2016 Sep 3. In: Mittelmark MB, Sagy S, Eriksson M, et al., editores. O Manual de Salutogénese [Internet]. Cham (CH): Springer; 2017.

7. Aaron Antonovsky, Health, Stress and Coping, São Francisco, Jossey-Bass Publishers, 1979.

8. Antonovsky A. The salutogenic model as a theory toguide health promotion. Health Promot Int. 1996;11: 11-18.

9. Mittelmark MB, Bauer GF. Os significados da Salutogénese. 2016 Sep 3. In: Mittelmark MB, Sagy S, Eriksson M, et al., editores. The Handbook of Salutogenesis [Internet]. Cham (CH): Springer; 2017. Capítulo 2. Disponível em: https://www.ncbi.nlm.nih.gov/books/NBK435854/ doi: 10.1007/978-3-319-04600-6_2.

10. Benz C, Bull T, Mittelmark M, Vaandrager L. Culture in salutogenesis: the scholarship of Aaron Antonovsky. Global Health Promotion. 2014;21(4):16-23.

11. "Salutogénese". Merriam-Webster.com Dictionary, Merriam-Webster, https://www.merriam-webster.com/dictionary/salutogenesis. Acedido em 26 Set. 2024.

12. M. Dooris, S. Doherty, & J. Orme (2022). "Aplicando a Salutogênese no ensino superior: O manual de Salutogenics (2ª ed.). Springer Open.

13. CJ. Fries (2020). Cuidados de saúde curativos: Do cuidado doente para os sistemas de cura salutogénicos. Teoria Social e Saúde, 18, 16-32.

14. Colomer-Pérez N , Paredes-Carbonell JJ , Sarabia-Cobo C, Gea-Caballero V . Sentido de coerência, desempenho académico e vocação profissional em estudantes de Assistente de Enfermagem Certificado. Nurse Educ Today 2019;79:8-13.

15. van der Westhuizen S , de Beer M , Bekwa N . Psychological strengths as predictors of postgraduate students' academic achievement. J Psychol Afr 2011;21:473-8.

16. Salamonson Y , Ramjan LM , Nieuwenhuizen S van den , Metcalfe L , Chang S , Everett B . Sentido de coerência, aprendizagem auto-regulada e desempenho académico em estudantes de enfermagem do primeiro ano: uma abordagem de análise de clusters. Nurse Educ Pract 2016;17:208-13.

17. Colomer-Pérez N , Chover-Sierra E , Gea-Caballero V , Paredes-Carbonell JJ . Activos de saúde, vocação e gosto pelo trabalho em saúde. Uma abordagem salutogénica para o coping ativo entre estudantes de enfermagem certificados. Int J Environ Res Public Health 2020;17:3586.

18. Kristensson P , Ohlund LS . O sentido de coerência, os recursos de coping e a agressividade dos alunos do ensino secundário sueco em relação ao percurso educativo e ao desempenho. Scand J Caring Sci 2005;19:77-84.

19. Modin B , Ostberg V , Toivanen S , Sundell K . Condições psicossociais de trabalho, sentido de coerência da escola e queixas subjectivas de saúde. Uma análise multinível de alunos do nono ano na área de Estocolmo. J Adolesc 2011;34:129-39.

20. Oliva MIG , Cunha IPD , Silva AND , Miallhe FL , Cortellazzi KL , Meneghim MC , et al. Senso de coerência e fatores associados ao desempenho escolar de adolescentes. Cien Saude Colet 2019;24:3057-66.

21. Warne M , Snyder K , Gillander Gådin K . Participação e apoio - associações com a saúde positiva dos alunos suecos. Int J Circumpolar Health 2017;76:1373579.

22. Darling CA , McWey LM , Stacy N , Howard SN , Olmstead SB . Stress de estudantes universitários: a influência das relações interpessoais no sentido de coerência. Stress Health 2007;23:215-29.

23. 10. Shankland R , Kotsou I , Vallet F , Bouteyre É , Dantzer C , Leys C . Burnout em estudantes universitários: o papel mediador do senso de coerência na relação entre aborrecimentos diários e burnout. High Educ 2019;78:91-113.

24. Graner KM , Cerqueira ATAR . Revisão integrativa: sofrimento psíquico em estudantes universitários e fatores associados [Integrative review: psychological distress among university students and correlated factors]. Cien Saude Colet 2019;24:1327-46.

25. Hochwälder J , Saied V . A relação entre senso de coerência e aborrecimentos diários entre estudantes universitários. Health Psychol Behav Med 2018;61:329-39.

26. Kinchin IM. A gestão salutogénica da fragilidade pedagógica: um caso de desenvolvimento de teoria educacional usando o mapeamento de conceitos. Educ Sci 2019;9:157.

27. Dyrbye LN , Thomas MR , Shanafelt TD . Revisão sistemática da depressão, ansiedade e outros indicadores de sofrimento psicológico entre estudantes de medicina dos EUA e do Canadá. Acad Med 2006;81:354-73.

28. Boujut E , Koleck M , Bruchon-Schweitzer M , Bourgeois M-L . La santé mentale chez les étudiants : suivi d'une cohorte en première année d'université [A saúde mental dos estudantes: um estudo entre uma coorte de caloiros]. Ann Med Psychol (Paris) 2009;167:662-8.

29. Lafay N , Manzanera C , Papet N , Marcelli D , Senon JL . Os estados depressivos da pós-adolescência. Résultats d'une enquête menée chez 1521 étudiants de l'université de Poitiers [Estados depressivos na pós-adolescência. Resultados de um estudo efectuado em 1521 estudantes da Universidade de Poitiers]. Ann Med Psychol (Paris) 2003;161:147-51.

30. Antonovsky A . O modelo salutogénico como teoria para orientar a promoção da saúde. Health Promot Int 1996;11:11-8. 18. Antonovsky A . Health, stress and coping. São Francisco: Jossey-Bass; 1979.

31. Antonovsky A . Unraveling the mystery of health (Desvendar o mistério da saúde). São Francisco: Jossey-Bass; 1987.

32. Osler, W. An address on the treatment of disease, Br. Med. J. 2 (2534); 1909:185-189.

33. Sethuraman KR. Um breve relatório: incorporar práticas salutogénicas na mentoria eficaz para o bem-estar dos estudantes. Jornal Asiático de Medicina e Ciências da Saúde, 2019; 2(1):63-66.

34. Kinchin IM . A gestão salutogénica da fragilidade pedagógica: um caso de desenvolvimento de teoria educacional usando mapeamento de conceitos. Educ Sci 2019;9:157

35. Delany C , Miller KJ , El-Ansary D , Remedios L , Hosseini A , McLeod S . Substituir desafios stressantes por estratégias de enfrentamento positivas: um programa de

resiliência para a aprendizagem de colocação clínica. Adv Health Sci Educ Theor Pract 2015;20:1303-24.

36. Reyes AT , Andrusyszyn MA , Iwasiw C , Forchuk C , Babenko-Mould Y . Resiliência na educação em enfermagem: uma revisão integrativa. J Nurs Educ 2015;54:438-44.

37. Lundgren M . Serão as escolas capazes de dar sentido à vida dos alunos? Uma experiência para utilizar o conceito de coerência de Antonovsky numa perspetiva escolar [Internet]. Kilkenny, Irlanda: Conferência ENIRDEM; 2002 Sep 26-29.

38. Togari T , Yamazaki Y , Sasaki Takayama T , Yamaki CK , Nakayama K . Estudo de acompanhamento dos efeitos do sentido de coerência no bem-estar após dois anos em estudantes universitários japoneses. Pers Individ Differ 2008;44:1335-47.

39. Bracha E , Bocos M . Sentido de coerência nas situações de ensino como preditor do burnout dos estagiários do primeiro ano de ensino. Proced Soc Behav Sci 2015;209:180-7.

40. Posadzki P , Stockl A , Musonda P , Tsouroufli M. A mixed-method approach to sense of coherence, health behaviors, self-efficacy and optimism: towards the operationalization of positive health attitudes. Scand J Psychol 2010;51:246-52.

41. Nilsson M, Ejlertsson G, Andersson I, Blomqvist K. Caring as a salutogenic aspect in teachers' lives, Teaching and Teacher Education, 2015;46:51-61.

42. Daniel M, Jake Costello S, Langeland E. Teaching Salutogenesis. 27. Nov. 2023. Acesso em 09.10.2024. https://stars-society.org/teaching-salutogenesis/

43. Irene García-Moya, Antony Morgan, A utilidade da salutogénese para orientar a promoção da saúde: o caso do bem-estar dos jovens, Health Promotion International, Volume 32, Número 4, agosto de 2017, Páginas 723-733, https://doi.org/10.1093/heapro/daw008

44. McConnell SC, Westerman EL, Pierre JF, Heckler EJ & Schwartz NB (2018) Resultados do Inquérito Nacional de Pós-Doutoramento dos Estados Unidos e a interação entre género, escolha de carreira e impacto do mentor. *eLife* 7, e40189.

45. Risner LE, Morin XK, Erenrich ES, Clifford PS, Franke J, Hurley I & Schwartz NB (2020) Alavancando um modelo de consórcio colaborativo de treinamento de mentor / mentor para promover a progressão na carreira de pesquisadores de pós-doutorado sub-representados e promover a diversidade e inclusão institucional. *PLoS One* 15, e0238518.

46. National Academies of Sciences E and Medicine (2019) *The Science of Effective Mentorship in STEMM* (Byars-Winston A & Lund Dahlberg M, eds.) The National Academies Press,

Washington, DC. https://www.nap.edu/catalog/25568/the-science-of-effective-mentorship-in-stemm.

47. Krause LA & Harris SL (2019) Saúde mental na academia: fique online para apoiar o bem-estar de estudantes de pós-graduação. *eLife* 8, e53178.

48. Gisbert JP (2017) A relação mentor-mentorando em medicina. *Gastroenterol Hepatol* 40, 48-57.

49. Loissel E (2020) Saúde Mental na Academia: lançando luz sobre aqueles que fornecem apoio. *eLife* 9, e64739.

50. Fernandes JD, Sarabipour S, Smith CT, Niemi NM, Jadavji NM, Kozik AJ, Holehouse AS, Pejaver V, Symmons O, Bisson Filho AW et al. (2020) Cultura de investigação: uma análise do mercado de trabalho académico baseada em inquéritos. *eLife* 9, e54097.

51. Nassour I, Balentine C, Boland GM, Warner SG & Karakousis G (2019) Relação mentor-mentorado bem sucedida. *J Surg Res* 247, 332-334.

52. Cooke KJ, Patt DA & Prabhu RS (2017) O caminho da orientação. *Am Soc Clin Oncol Educ Book* 37, 788-792.

53. Cameron KA, Daniels LA, Traw E & McGee R (2020) Mentoring in crisis does not need to put mentorship in crisis: realigning expectations. *J Clin Transl Sci* 1-2. 10.1017/cts.2020.508.

54. Lee SP, McGee R, Pfund C & Branchaw J (2015) Mentoring up: aprender a gerir as suas relações de mentoria. *Em The Mentoring Continuum: From Graduate School Through Tenure* (Wright G, ed), p. 22. Syracuse University Press, Syracuse, NY. The Graduate School Press da Universidade de Syracuse.

55. Woolston C (2020) Postdocs under pressure: 'Can I even do this any more? *Nature* 587, 689-692.

56. Woolston C (2019) Doutoramentos: a verdade tortuosa. *Nature* 575, 403-406.

57. Mafla AC, Herrera-López M, España-Fuelagan K, Ramírez-Solarte I, Gallardo Pino C, Schwendicke F. Propriedades psicométricas da escala SOC-13 em adultos colombianos. Int J Environ Res Public Health. 2021 Dec 10;18(24):13017.

58. Idan O, Eriksson M, Al-Yagon M. O modelo salutogénico: O papel dos recursos de resistência generalizada. InThe handbook of salutogenesis 2017 (pp. 57-69). Springer, Cham. https://doi.org/10.1093/heapro/dal016

59. Lindström B, Eriksson M. Salutogenesis. Journal of Epidemiology & Community Health. 2005;1:59(6):440-442.

60. Álvarez ÓS, Ruiz-Cantero MT, Cassetti V, Cofiño R, Álvarez-Dardet C. Salutogenic

interventions and health effects: a scoping review of the literature. Gac Sanit. 2021 Sep-Out;35(5):488-494.